AF320304

TARANUM BHAMBRI
MEENU BHOLA
NITIKA BAJAJ

TRATAR ANTES DE DANIFICAR (ORTODONTIA PREVENTIVA)

TARANUM BHAMBRI
MEENU BHOLA
NITIKA BAJAJ

TRATAR ANTES DE DANIFICAR (ORTODONTIA PREVENTIVA)

Imprint

Any brand names and product names mentioned in this book are subject to trademark, brand or patent protection and are trademarks or registered trademarks of their respective holders. The use of brand names, product names, common names, trade names, product descriptions etc. even without a particular marking in this work is in no way to be construed to mean that such names may be regarded as unrestricted in respect of trademark and brand protection legislation and could thus be used by anyone.

Cover image: www.ingimage.com

This book is a translation from the original published under ISBN 978-620-7-84214-8.

Publisher:
Sciencia Scripts
is a trademark of
Dodo Books Indian Ocean Ltd. and OmniScriptum S.R.L publishing group

120 High Road, East Finchley, London, N2 9ED, United Kingdom
Str. Armeneasca 28/1, office 1, Chisinau MD-2012, Republic of Moldova, Europe
Printed at: see last page
ISBN: 978-620-7-91771-6

ÍNDICE

INTRODUÇÃO

A oclusão é definida como a forma pela qual os dentes superiores e inferiores se intercalam entre si em todas as posições e movimentos mandibulares. É o resultado do controlo neuromuscular dos componentes da

os sistemas de mastigação, nomeadamente: dentes, estruturas periodontais, maxila, mandíbula, articulações temporomandibulares e os seus músculos e ligamentos associados. **(Ash & Ramfjord, 1982)**. A oclusão é uma parte integrante da estrutura craniofacial e da coordenação das alterações do crescimento esquelético. O desenvolvimento oclusal é essencial para estabelecer uma disposição normal e harmoniosa do sistema oclusal. Uma oclusão estética é importante para a autoestima, a atratividade e a aceitação de um indivíduo na sociedade.

Angle (1899) deu a primeira definição clara de oclusão normal. A oclusão normal ocorre quando a cúspide mesiovestibular do <u>primeiro molar superior</u> é recebida no sulco vestibular do <u>primeiro molar inferior</u> (oclusão de classe I de Angle). Andrews (1972) deu 6 chaves para a oclusão normal e estas são 1) Relação molar 2) angulação da coroa 3) inclinação da coroa 4) ausência de rotação 5) contactos proximais apertados 6) planos oclusais planos.

Uma oclusão ideal é um conceito hipotético ou teórico baseado na anatomia dos dentes e raramente encontrado na natureza. O conceito é aplicado a uma condição em que as bases esqueléticas da maxila e da mandíbula têm o tamanho correto uma em relação à outra e os dentes devem estar numa relação correcta nos três planos do espaço em repouso **(McDonald & Ireland, 1998)**. Pode ser descrita com exatidão e, por isso, utilizada como um padrão pelo qual outras oclusões podem ser avaliadas.

O termo "irregularidades dos dentes" era utilizado para os dentes que estavam dispostos de forma irregular e o termo não exprimia o significado completo destas deformidades (Angle, 1899). O termo "má oclusão" tornou-se mais expressivo. Atualmente, a má oclusão ocorre na maioria da população. Não é uma condição normal ou saudável **(Proffit & Fields, 2000)**. As crianças com má oclusão são propensas a serem gozadas, intimidadas e socialmente rejeitadas, o que pode levar a problemas psicológicos. Verificou-se que as características dentárias eram o quarto alvo mais comum de gozo, mas os comentários feitos sobre os dentes foram considerados mais ofensivos do que qualquer outra caraterística, especialmente no grupo etário dos 9-10 anos. A Organização Mundial de Saúde (1987) definiu a má oclusão como uma anomalia que causa desfiguração ou que impede a função e que requer tratamento "se a desfiguração ou o defeito funcional for suscetível de constituir um obstáculo ao bem-estar físico ou emocional do paciente". Proffit (1986) elaborou que a má oclusão está associada a muitos factores, como o desalinhamento dos dentes individuais em cada arcada, a má relação das arcadas dentárias em relação à oclusão normal.

À medida que uma criança cresce e se desenvolve na vida, o mesmo acontece com a oclusão em todas as fases. Como resultado deste facto, o desenvolvimento da oclusão é vulnerável a muitas influências. A etiologia da maioria das más oclusões é geralmente multifatorial (McDonald & Ireland, 1998). Os investigadores propuseram dois grandes conjuntos de teorias para explicar as causas da variação oclusal com base na genética e no papel do ambiente. **(Corrucini,1984; Proffit, 1986; McDonald & Ireland, 1998)**.

De acordo com Graber, outro fator importante responsável pela má oclusão inclui os factores locais. Os factores locais que causam a má oclusão incluem

- Anomalias no número de dentes (dente supranumerário ou dente em falta)
- Tamanho do dente
- Forma do dente
- Perda prematura de um dente decíduo
- Retenção prolongada do dente decíduo
- Atraso na erupção dos dentes permanentes
- Anquilose anormal do frénulo labial
- Trajeto eruptivo anormal
- Cáries dentárias.

Os factores genéticos envolvidos na causa da má oclusão incluem

- Redução evolutiva do tamanho da mandíbula e dos dentes, causando discrepâncias no tamanho da mandíbula e dos dentes.
- Síndromes genéticas
- Defeito de desenvolvimento embriológico
- Miscigenação e reprodução

Os factores ambientais que afectam a má oclusão incluem

- Hábitos deletérios
- Trauma
- Anomalias do desenvolvimento pós-natal

Proffit (1986) relatou que, no início do século XX, os ortodontistas geralmente acreditavam que o ambiente tinha um grande efeito no desenvolvimento dentário e facial. Ele também sugeriu que o desalinhamento era principalmente devido a tendências herdadas que determinam as proporções faciais e o contorno dos tecidos moles, bem como o tamanho dos dentes e da mandíbula.

A Academia Americana de Odontopediatria (AAPD) reconhece a importância de gerir o desenvolvimento da dentição e da oclusão e o seu efeito no bem-estar de bebés, crianças e adolescentes. A gestão inclui o reconhecimento, o diagnóstico e o tratamento adequado das anomalias dentofaciais. Estas recomendações destinam-se a estabelecer objectivos para a gestão do desenvolvimento da dentição e da oclusão em odontopediatria. É importante diagnosticar e gerir a oclusão em desenvolvimento durante a dentição primária, mista e permanente.

A avaliação do crescimento facial, bem como o desenvolvimento da oclusão dentária, é também uma parte importante do processo de diagnóstico de anomalias ortodônticas. Um bom método de medição da má oclusão também é importante para conhecer a prevalência e a gravidade da má oclusão. As características oclusais podem ser avaliadas diretamente a partir da boca ou indiretamente com um molde de estudo ou crânio seco **(Lavelle, 1976)**. Os métodos de registo e medição da oclusão podem ser divididos em dois tipos: qualitativos e quantitativos. A avaliação qualitativa da má oclusão é tentada antes dos métodos quantitativos. Trata-se de uma classificação descritiva e não fornece qualquer informação sobre a necessidade e o resultado do tratamento. Os métodos quantitativos utilizam índices que classificam as perturbações para efeitos de necessidade de tratamento e para comparar o sucesso do tratamento.

A compreensão dos complexos processos de crescimento e desenvolvimento da face e da dentição pode desempenhar um papel importante no reconhecimento da desarmonia dento-facial e ajuda no diagnóstico e no planeamento do tratamento. É necessário um exame clínico minucioso, registos pré-tratamento adequados, diagnóstico diferencial, plano de tratamento sequencial e registos de progresso para gerir qualquer condição que afecte a dentição em desenvolvimento. O exame clínico deve incluir:

- Análise facial para identificar: -
    I. Padrões de crescimento transversais adversos, incluindo assimetrias (maxilar e mandibular), padrões de crescimento vertical, padrões de crescimento sagital-anteroposterior
    II. Avaliação da estética e
    III. Identificar intervenções ortopédicas e ortodônticas que possam melhorar a estética e a consequente autoimagem e desenvolvimento emocional.

- Exame intra-oral para avaliar o estado geral da saúde oral e determinar o estado funcional da oclusão do paciente.
- A análise funcional é efectuada para determinar os factores funcionais associados à má oclusão, detetar hábitos deletérios e detetar disfunções da articulação temporomandibular (DTM).

Os registos de diagnóstico são também necessários para a avaliação do estado do doente e para efeitos de documentação. Deve ser exercido um juízo prudente para decidir quais os registos adequados necessários para o diagnóstico da condição clínica. As avaliações de diagnóstico ortodôntico dividem-se em três categorias principais:

(1) Saúde dos dentes e das estruturas orais

(2) Alinhamento e relações oclusais dos dentes

(3) Proporções do rosto e do maxilar.

As imagens extra-orais e intra-orais são incluídas nos registos de diagnóstico para melhorar os resultados clínicos com fotografias faciais e intra-orais orientadas e criar uma base de dados para acompanhar as alterações faciais ao longo do tratamento. Os moldes dentários de diagnóstico são utilizados para identificar a posição e o grau das assimetrias da arcada, avaliar a relação oclusal, estimar o comprimento da arcada necessário para as relações intra-arcada do tamanho dos dentes e determinar o comprimento da arcada necessário para as relações inter-arcada do tamanho dos dentes. Para determinar a idade dentária, avaliar questões de erupção, determinar o tamanho e a existência de dentes imaturos e identificar anomalias/patologias dentárias, são utilizadas radiografias intra-orais e panorâmicas. Para criar um exame cefalométrico completo dos componentes dentários e esqueléticos relativos nas dimensões anteroposterior, vertical e transversal, são utilizados cefalogramas laterais e anteroposteriores.

No passado, o tratamento ortodôntico centrava-se principalmente no tratamento de jovens e adultos. As opções de tratamento para pacientes nestas faixas etárias são frequentemente limitadas por problemas dentários e ortodônticos complexos e pela falta de crescimento craniofacial futuro suficiente. Durante muitas décadas, os investigadores têm debatido sobre a melhor idade para as crianças iniciarem o tratamento ortodôntico. Embora concordemos com os resultados de um tratamento ortodôntico de alta qualidade, muitas vezes divergimos em nossas opiniões sobre como e quando tratar o paciente. Outra área de preocupação entre os investigadores é a duração do tratamento ortodôntico, sendo que muitas outras variáveis também estão a ser estudadas em profundidade. Outras variáveis investigadas são a eficácia clínica, os benefícios psicológicos, as influências na duração, o resultado do tratamento e a relação custo-eficácia.

 O tratamento ortodôntico pode ser dividido em 3 categorias principais. São elas o tratamento ortodôntico preventivo, o tratamento ortodôntico intercetivo e o tratamento ortodôntico corretivo. Os termos ortodontia preventiva e interceptiva são por vezes utilizados como sinónimos. O tratamento ortodôntico preventivo inclui tratamentos que impedem o desenvolvimento de uma má oclusão antes de esta ocorrer, como a manutenção do espaço ou o controlo dos hábitos. A ortodontia preventiva é a parte da prática ortodôntica que se preocupa com a educação dos pacientes e dos pais e com a supervisão do crescimento e desenvolvimento da dentição e das estruturas craniofaciais. Proffitt e Ackermann (1980) definiram a ortodontia preventiva como "a prevenção de potenciais interferências no desenvolvimento oclusal". A Ortodontia Preventiva, como o nome indica, é uma ação tomada para preservar a integridade do que parece ser a oclusão normal num determinado momento **(Graber, 1966)**. Já o tratamento ortodôntico intercetivo visa intercetar um problema em desenvolvimento ou corrigir uma má oclusão precoce existente. **Richardson (1982)** definiu a ortodontia interceptiva como o tratamento imediato das características desfavoráveis de uma oclusão em desenvolvimento, que podem fazer a diferença entre a obtenção de um resultado satisfatório através de uma simples mecânica posterior, reduzindo assim o tempo total de tratamento e proporcionando uma melhor estabilidade e resultados funcionais e estéticos. A Ortodontia Correctiva reconhece a existência de uma má oclusão e a necessidade de empregar determinados procedimentos técnicos para reduzir ou eliminar o problema e as sequelas que o acompanham. Esse procedimento pode ser de natureza mecânica, funcional ou cirúrgica (Richardson 1982).

Os procedimentos ortodônticos preventivos são realizados quando a dentição e a oclusão são perfeitamente normais e os ortodônticos interceptivos são realizados quando os sinais e sintomas de má oclusão aparecem. O tratamento ortodôntico pode incluir tratamentos preventivos, interceptivos ou correctivos, bem como combinações dos três tipos, aplicados durante o período da dentição decídua ou mista, antes do desenvolvimento completo de uma má oclusão. Este calendário é necessário para tirar partido do potencial de crescimento na altura certa. Em 1975, Popovich e Thompson avaliaram o tratamento ortodôntico preventivo e intercetivo em pacientes entre 3 e 18 anos de idade. Concluíram que as crianças que se beneficiaram dos tratamentos ortodônticos preventivos e interceptativos foram de 14% a 49%. Existem evidências que mostram que o tratamento preventivo e intercetivo tem vantagens tanto para o paciente quanto para o profissional. Ajuda a melhorar a aparência facial e a autoestima. Verificou-se que a estética facial é um determinante significativo das percepções pessoais e sociais. Minimiza a gravidade da má oclusão, corrige os problemas funcionais, permite uma melhor adesão do paciente, uma vez que se trata de procedimentos de tratamento menos traumáticos e, por conseguinte, menos dolorosos, o que nos proporciona resultados mais estáveis. Como resultado, registamos menos problemas psicológicos entre as crianças.

DIAGNÓSTICO

O termo "diagnóstico" é um termo grego que significa "conhecer". O diagnóstico pode ser definido como a determinação da natureza de uma doença através do exame dos sintomas. O diagnóstico é a parte mais crítica do tratamento ortodôntico. A fim de combinar as numerosas alternativas terapêuticas num plano de tratamento lógico para obter o melhor resultado, o objetivo do processo de diagnóstico é criar um inventário completo dos problemas do paciente.

Para efeitos de gestão do espaço, todas as bases de dados de diagnóstico são derivadas de três fontes principais:

(1) Questionário e entrevista

(2) Avaliação clínica

(3) Registo de diagnóstico

QUESTIONÁRIO/ENTREVISTA

O objetivo principal do questionário é avaliar os desejos do paciente e dos pais, bem como o seu estado social e comportamental. Este formulário pode ser preenchido previamente pelo paciente ou pelos pais do paciente. O questionário consiste numa queixa principal, numa avaliação social e comportamental, numa avaliação do crescimento físico e, por último, numa história médica e dentária.

I. QUEIXA PRINCIPAL

O primeiro passo da entrevista é descobrir os principais problemas e expectativas do doente em relação ao tratamento. A melhor forma de obter esta informação é questionar diretamente os pais ou o doente. O principal objetivo nesta fase é determinar o objetivo exato do doente, quer seja inteiramente estético ou uma preocupação de saúde. A confirmação desta informação permite ao médico conhecer os conhecimentos e a compreensão da situação por parte do doente ou dos pais. Facilitando a explicação do problema, das opções de tratamento, das limitações do tratamento e da fiabilidade dos resultados.

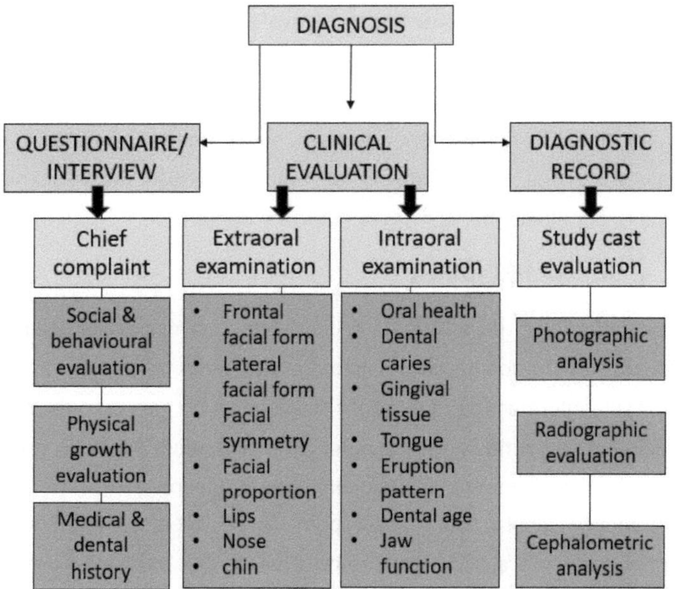

Elementos de uma base de dados de diagnóstico completa

Tratamento ortodôntico em idade precoce por Aliakbar Bahreman DDS, MS, pp 100

II. AVALIAÇÃO SOCIAL E COMPORTAMENTAL

As histórias sociais e comportamentais são uma parte importante da entrevista. Estes factores são importantes para o planeamento e o sucesso do tratamento. Por este motivo, pode ser útil fazer perguntas sobre os progressos escolares ou sobre a atitude do doente em relação aos amigos ou irmãos. O reconhecimento das dificuldades emocionais ou de aprendizagem do paciente ajudará a modificar a abordagem do tratamento de acordo com as capacidades do paciente. O tratamento pode ser concebido de forma a reduzir a responsabilidade e a cooperação necessárias por parte do doente.

III. AVALIAÇÃO DO CRESCIMENTO FÍSICO

O estado de crescimento de uma criança é uma parte importante do planeamento do tratamento. Isto inclui a quantidade de crescimento que pode ocorrer durante o tratamento e o potencial de crescimento que permanece após o tratamento. A melhor estratégia de modificação do crescimento é conseguida durante o surto de crescimento das crianças. O estado de crescimento das crianças pode ser explorado através de perguntas como:
- Qual o ritmo de crescimento recente da criança?
- Houve alguma mudança de tamanho de roupa?

IV. HISTORIAL MÉDICO E DENTÁRIO

O principal objetivo da recolha da história médica e dentária dos pacientes é estabelecer as causas da má oclusão ou da anomalia. É difícil ter a certeza dos processos etiológicos, mas mesmo assim é importante realizar um exame minucioso e preparar bons registos. Isto irá esclarecer os problemas e permitir o melhor planeamento do tratamento. A história clínica do doente é composta por duas partes: a história familiar e a história clínica do doente.

HISTÓRIA DA FAMÍLIA

Encontrar semelhanças entre as características faciais e as oclusões dentárias do paciente e as dos pais do paciente permite avaliar a história familiar e genética do paciente. É crucial avaliar se já ocorreu ou está a ocorrer algum tipo de hábito deletério em crianças em crescimento. Antes de iniciar o planeamento do tratamento, é importante registar a história de medicação de longa duração, história de alergias, lesões nos dentes ou na articulação temporomandibular e qualquer hospitalização.

HISTORIAL MÉDICO DO DOENTE

Quando o estado de saúde do doente é avaliado antes do tratamento, é importante verificar se o doente tomou ou está a tomar alguma medicação a longo prazo e com que finalidade. Esta informação pode ajudar a determinar se o doente tem alguma doença sistémica ou metabólica que possa contraindicar o tratamento ortodôntico ou adiar o momento do tratamento. Por exemplo, o tratamento ortodôntico em crianças com diabetes, mesmo sob controlo médico, requer um acompanhamento especial e cuidadoso, uma vez que estes indivíduos são susceptíveis de sofrerem uma rutura periodontal após a aplicação de forças ortodônticas. Em crianças com prolapso da válvula mitral ou problemas cardíacos causados por febre reumática, pode ser necessária a pré-medicação e a profilaxia antibiótica antes de procedimentos invasivos.

AVALIAÇÃO CLÍNICA

Trata-se de uma avaliação exaustiva da estrutura orofacial a nível extra-oral e intra-oral. A saúde das estruturas dos tecidos duros e moles orais e periorais deve ser cuidadosamente avaliada. Os exames clínicos envolvem uma série de testes que podem ser realizados por observação visual, inspeção digital e análise funcional. A avaliação clínica consiste num exame extra-oral e num exame intra-oral.

EXAME EXTRA-ORAL

Inclui a avaliação da estética e morfologia faciais, incluindo estruturas, proporção, tipificação e simetria. A aparência facial e dentária é uma das principais preocupações dos pacientes. O exame extra-oral consiste no exame da forma facial frontal, da forma facial lateral, da simetria facial, da proporção facial, dos lábios, do nariz e do queixo.

I. FORMA FACIAL FRONTAL

No início de um exame facial sistemático, a criança deve estar sentada numa posição vertical, com o profissional à distância, olhando diretamente para o rosto da criança. A avaliação da vista frontal do doente permite ao examinador identificar a forma facial do doente, a simetria facial e a proporção entre as diferentes partes do rosto. Quando o rosto é visto de frente, a forma facial pode ser identificada como longa, larga ou média.

De acordo com a classificação de En-low, estes três tipos de padrão facial são designados por *dolicocefálico* (face longa), *braquicefálico* (face larga) e *mesocefálico* (face média), respetivamente.

II. FORMA FACIAL LATERAL

Durante o exame facial lateral sistemático, a criança deve estar sentada numa posição vertical, com o profissional a olhar à distância para três pontos:

- Ponta do nariz,
- Base do lábio superior
- Queixo

Este exame dá ao observador uma ideia do perfil do paciente. Perfil

facial (reto, convexo ou côncavo) para identificar eventuais padrões de crescimento sagital (antero-posterior) adversos e desarmonias oclusais.

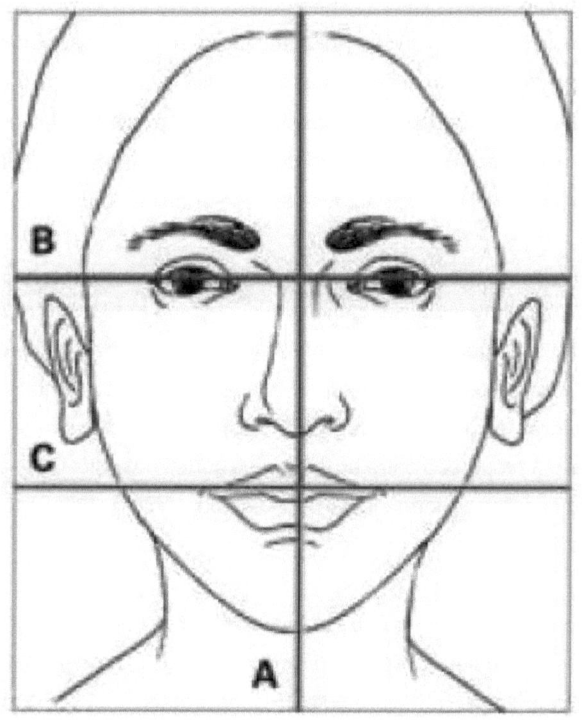

Avaliação da simetria facial

Tratamento ortodôntico em idade precoce por Aliakbar Bahreman DDS, MS, pp 108

III. SIMETRIA FACIAL

Na simetria facial, as proporções faciais - dimensões faciais superiores e inferiores - são medidas para identificar quaisquer padrões de crescimento vertical adversos. A simetria facial nas vistas frontal e lateral é outro aspeto importante a avaliar, uma vez que revelará padrões de crescimento assimétricos da maxila e da mandíbula e desvios laterais da mandíbula.

IV. PROPORÇÃO FACIAL

A proporção facial, o desenvolvimento, a tonicidade e a forma dos músculos faciais e dos tecidos moles são cuidadosamente avaliados para o processo de planeamento do tratamento.

V. LÁBIOS

Durante o diagnóstico, é efectuada uma avaliação exaustiva dos lábios. Os lábios podem ser classificados em: -

Competente - ligeiro contacto dos lábios quando a musculatura está relaxada

Incompetente - lábios anatomicamente curtos quando a musculatura está relaxada

Parcialmente competente - o selamento labial é impedido devido a incisivos maxilares salientes, apesar dos lábios normalmente desenvolvidos.

Lábios evertidos - lábios hipertrofiados com tecido redundante mas com fraca tonicidade muscular

VI. NARIZ

O nariz contribui para a estética de um indivíduo. Tamanho do nariz -
normalmente, o nariz corresponde a um terço da altura facial total.
Contorno nasal - a forma do nariz pode ser reta, convexa ou torta, como
resultado de injurias nasais. Narinas - são ovais e devem ser simétricas
bilateralmente. A estenose das narinas pode indicar uma respiração
nasal deficiente

VII. CHIN

Durante o exame do queixo, o sulco mentolabial - cavidade observada
abaixo do lábio inferior.

- Atividade do aparelho mental - Normalmente, o aparelho mental
  não está ativo em repouso. O mental hiperativo é observado nos
  casos da classe ii, divisão 1.
- Posição e proeminência do queixo - O queixo proeminente está
  normalmente associado a uma má oclusão de classe III.

EXAME INTRA-ORAL

Requer uma avaliação exaustiva da saúde de todas as estruturas orais
de tecidos duros e moles. A estrutura orofacial e o sistema oclusal são
constituídos por três tecidos básicos:

1. Tecidos dentários constituídos por esmalte, dentina, cemento, polpa
e

ligamento periodontal

2. Tecidos esqueléticos, constituídos por osso, cartilagem e ligamentos

3. Tecidos moles, constituídos por tecido neuromuscular, tecido
epitelial, glândulas, sistema circulatório, membranas mucosas e tecido
conjuntivo

O exame intra-oral consiste na saúde oral, cáries dentárias, tecido gengival, língua, padrão de erupção, idade dentária e função dos maxilares.

I. SAÚDE ORAL

A cavidade oral e todos os componentes dos tecidos têm várias funções fisiológicas inter-relacionadas que, direta ou indiretamente, desempenham algum papel no desenvolvimento da oclusão dentária. Por conseguinte, o planeamento do tratamento deve basear-se num exame minucioso de todas estas estruturas, tanto no estado estático como funcional.

As seguintes características são importantes a considerar na avaliação estática da cavidade oral

- Saúde oral

- Lábios (posição entre si e em relação aos incisivos)

- Suscetibilidade à cárie e restaurações

- Idade dentária (erupção dentária e sequência)

- Tamanho, forma e número dos dentes

- Condições periodontais e da mucosa oral

 - Tamanho, postura e função da língua

- Frénulo e mucosa oral

 - Adenóides e amígdalas

- Tipo de oclusão (classificação, sobressaliência, sobremordida, linha média, curva de Spee)

Na avaliação funcional da cavidade oral,

- Musculatura perioral, incluindo a tonicidade e a função durante a mastigação, a deglutição, a respiração e a fala

- Competência, tonicidade e função dos lábios durante o repouso, a deglutição, a fala e a respiração

- Relações dentárias e da linha média facial em abertura total, repouso, oclusão e trajetória de fecho

- Movimentos mandibulares, incluindo excursões protrusivas, retrusivas e laterais

- Espaço da autoestrada

- Função e disfunção da ATM e movimentos condilares

- Modo de respiração

II. CUIDADOS DENTÁRIOS

A presença de cáries, restaurações, restaurações defeituosas, hipoplasia, desgaste e deslocação é avaliada cuidadosamente e considerada para o tratamento das mesmas.

III. TECIDO GENGIVAL

A gengiva deve ser examinada para
1. Inflamação
2. Recessão
3. Lesões mucogengivais

A má higiene oral está associada à gengivite marginal anterior. A gengivite anterior é comum em respiradores bucais devido à secura da boca causada pela postura de lábios abertos.

IV. LÍNGUA

O tamanho, a forma e a simetria da língua são importantes para determinar a simetria da arcada dentária, as linhas médias e a manutenção das relações incisais tratadas e até da mordida aberta. Uma língua grande é responsável por uma mordida aberta. Uma língua fortemente protrusa provoca uma proclinação maxilar.

V. PADRÃO DE ERUPÇÃO

Os dentes presentes na cavidade oral, os dentes não irrompidos ou ausentes são cuidadosamente avaliados e constituem uma parte importante do planeamento do tratamento.

VI. FUNÇÃO DA MAXILA

É utilizado para determinar o: -

- Relações dentárias e da linha média facial em abertura total, repouso, oclusão e trajetória de fecho

- Movimentos mandibulares, incluindo excursões protrusivas, retrusivas e laterais

- Espaço da autoestrada

VII. IDADE DENTAL

A avaliação e a classificação da dentição são cruciais para a deteção e intervenção precoces. A inspeção da oclusão dentária de uma criança deve ser realizada primeiro durante o final da dentição primária e depois antes da erupção dos primeiros molares permanentes. Nesta idade, a oclusão deve ser cuidadosamente examinada em três dimensões (sagital, vertical e transversal), tanto em oclusão cêntrica como em relação cêntrica. Devem ser avaliados o espaçamento interdentário, o apinhamento, o espaço primata, o plano terminal, a relação entre o molar primário e o canino, a sobressaliência, a sobremordida e a linha média. Também deve incluir o estágio de maturação dentária, conforme descrito por **Björk et al. e Helms**. Uma grande vantagem do uso de estágios dentários é que cada estágio é claramente definido e inclui grupos de dentes que estão em erupção ou totalmente erupcionados de uma forma simples e bem definida.

REGISTOS DE DIAGNÓSTICO

O diagnóstico envolve o estudo e a interpretação das informações recolhidas no exame clínico e dos dados acumulados através da avaliação paraclínica. A avaliação paraclínica inclui a análise de todos os dados acumulados a partir de diferentes instrumentos de diagnóstico, tais como molde de estudo, fotografias, radiografias intra-orais e extra-orais e radiografias cefalométricas.

I.   AVALIAÇÃO DO ELENCO DE ESTUDO

Os modelos de estudo fazem parte do registo do doente e são úteis para a avaliação e análise oclusal no diagnóstico e planeamento do tratamento. Os modelos podem ser utilizados para determinar o tipo de oclusão, a forma da arcada, a simetria da arcada e a curva de Spee para efetuar a análise do espaço. Algumas das utilizações dos moldes dentários são: -

- Preservação de um registo da oclusão original do paciente

- Análise da oclusão original

- Demonstração aos pais e pacientes

- Avaliação da forma e simetria do arco

- Análise espacial

- Avaliação da discrepância de tamanho dos dentes

- Avaliação da evolução do tratamento

II. ANÁLISE ESPACIAL DA DENTIÇÃO MISTA

A análise do espaço é uma comparação entre a quantidade de espaço disponível na arcada e a quantidade de espaço necessária para o alinhamento da dentição. A análise do espaço pode ser efectuada diretamente em moldes e radiografias ou através de métodos computorizados após a digitalização adequada das dimensões da arcada e dos dentes. Os últimos métodos são mais fáceis e práticos. Alguns dos mais utilizados são a análise de Nance e a análise de Huckaba. A análise espacial não radiográfica inclui Ballard e Willie, Moyer, Tanaka Johnston. A combinação de radiografias e gráficos de previsão inclui a análise de Hixon e Old father, Staley kerber.

O objetivo da análise do espaço é uma estimativa da largura mesiodistal total dos dentes permanentes não irrompidos para determinar o espaço necessário para uma dentição bem alinhada. A medição dos dentes permanentes não irrompidos tem sido efectuada através de algumas abordagens básicas:

1) A largura mesiodistal dos dentes não irrompidos pode ser medida diretamente nas **radiografias**, enquanto o comprimento da arcada é medido com fio de latão macio. Como mencionado anteriormente, são necessárias boas radiografias periapicais ou laterais da mandíbula, e a possibilidade de erros de ampliação deve ser considerada. (como no caso da técnica de Nance).

2. A largura dos dentes permanentes não irrompidos pode ser estimada com **tabelas de proporcionalidade**. Estudos demonstraram que existe uma correlação razoavelmente boa entre o tamanho dos incisivos e caninos permanentes e os pré-molares. Este método pode ser utilizado sem radiografias.

3. **A combinação de** métodos **radiográficos e de tabelas de previsão** também pode ser usada para prever a largura de dentes não irrompidos.

Eles usaram o tamanho dos incisivos permanentes medidos em moldes dentários e o tamanho dos pré-molares não irrompidos, medidos em radiografias, para prever o tamanho dos caninos não irrompidos (análise de Staley kerber).

4. Outro tipo de análise de espaço **compara as larguras mesiodistais totais dos dentes maxilares e mandibulares para avaliar as discrepâncias de massa dentária** que poderiam impedir uma boa oclusão. A maior dimensão mesiodistal de todos os dentes (exceto segundos e terceiros molares) é medida em cada molde. A razão entre as 12 medidas mandibulares e as 12 medidas maxilares é considerada a razão geral, e a razão entre as 6 medidas anteriores mandibulares e as 6 medidas anteriores maxilares é a razão anterior (na análise de Bolton).

TOTAL SPACE AVAILABLE

Maxilla: Mandible:

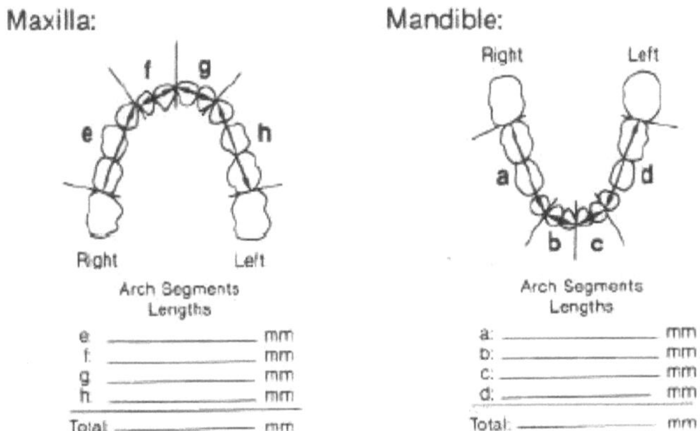

TOTAL SPACE REQUIRED

	MAXILLA	MANDIBLE
Incisor widths (measured)	_________ mm.	_________ mm.
width of cuspids and bicuspids (predicted)	_________ mm.	_________ mm.
needed to achieve Class I occlusion of molars (estimated)	+ _________ mm.	− _________ mm.

	right	left
Estimated possibilities of increasing space available	maxilla: _________ mm	_________ mm
	mandible: _________ mm	_________ mm

Forma de dentição mista

Handbook of orthodontics- Robert E. Moyers 4th edition, pp 224

Probability Tables for Predicting the Sizes of Unerupted Cuspids and Bicuspids*

A, Mandibular Bicuspids and Cuspids

MALES

21/12 = (%)	19.5	20.0	20.5	21.0	21.5	22.0	22.5	23.0	23.5	24.0	24.5	25.0	25.5
95	21.6	21.8	22.0	22.2	22.4	22.6	22.8	23.0	23.2	23.5	23.7	23.9	24.2
85	20.8	21.0	21.2	21.4	21.6	21.9	22.1	22.3	22.5	22.7	23.0	23.2	23.4
75	20.4	20.6	20.8	21.0	21.2	21.4	21.6	21.9	22.1	22.3	22.5	22.8	23.0
65	20.0	20.2	20.4	20.6	20.9	21.1	21.3	21.5	21.8	22.0	22.2	22.4	22.7
50	19.5	19.7	20.0	20.2	20.4	20.6	20.9	21.1	21.3	21.5	21.7	22.0	22.2
35	19.0	19.3	19.5	19.7	20.0	20.2	20.4	20.67	20.9	21.1	21.3	21.5	21.7
25	18.7	18.9	19.1	19.4	19.6	19.8	20.1	20.3	20.5	20.7	21.0	21.2	21.4
15	18.2	18.5	18.7	18.9	19.2	19.4	19.6	19.9	20.1	20.3	20.5	20.7	20.9
5	17.5	17.7	18.0	18.2	18.5	18.7	18.9	19.2	19.4	19.6	19.8	20.0	20.2

FEMALES

21/12 = (%)	19.5	20.0	20.5	21.0	21.5	22.0	22.5	23.0	23.5	24.0	24.5	25.0	25.5
95	20.8	21.0	21.2	21.5	21.7	22.0	22.2	22.5	22.7	23.0	23.3	23.6	23.9
85	20.0	20.3	20.5	20.7	21.0	21.2	21.5	21.8	22.0	22.3	22.6	22.8	23.1
75	19.6	19.8	20.1	20.3	20.6	20.8	21.1	21.3	21.6	2.9	22.1	22.4	22.7
65	19.2	19.5	19.7	20.0	20.2	20.5	20.7	21.0	21.3	21.5	21.8	22.1	22.3
50	18.7	19.0	19.2	19.5	19.8	20.0	20.3	20.5	20.8	21.1	21.3	21.6	21.8
35	18.2	18.5	18.8	19.0	19.3	19.6	19.8	20.1	20.3	20.6	20.9	21.1	21.4
25	17.9	18.1	18.4	18.7	19.0	19.2	19.5	19.7	20.0	20.3	20.5	20.8	21.0
15	17.4	17.7	18.0	18.3	18.5	18.8	19.1	19.3	19.6	19.8	20.1	20.3	20.6
5	16.7	17.0	17.2	17.5	17.8	18.1	18.3	18.6	128.9	19.1	19.3	19.6	19.8

B, Maxillary Bicuspids and Cuspids

MALES

21/12 = (%)	19.5	20.0	20.5	21.0	21.5	22.0	22.5	23.0	23.5	24.0	24.5	25.0	25.5
95	21.2	21.4	21.6	21.9	22.1	22.3	22.6	22.8	23.1	23.4	23.6	23.9	24.1
85	20.6	20.9	21.1	21.3	21.6	21.8	22.1	22.3	22.6	22.8	23.1	23.3	23.6
75	20.3	20.5	20.8	21.0	21.3	21.5	21.8	22.0	22.3	22.5	22.8	23.0	23.3
65	20.0	20.3	20.5	20.8	21.0	21.3	21.5	21.8	22.0	22.3	22.5	22.8	23.0
50	19.7	19.9	20.2	20.4	20.7	20.9	21.2	21.5	21.7	22.0	22.2	22.5	22.7
35	19.3	19.6	19.9	20.1	20.4	20.6	20.9	21.1	21.4	21.6	21.9	22.1	22.4
25	19.1	19.3	19.6	19.9	20.1	20.4	20.6	20.9	21.1	21.4	21.6	21.9	22.1
15	18.8	19.0	19.3	19.6	19.8	20.1	20.3	20.6	20.8	21.1	21.3	21.6	21.8
5	18.2	18.5	18.8	19.0	19.3	19.6	19.8	20.1	20.3	20.6	20.8	21.0	21.3

FEMALES

21/12 = (%)	19.5	20.0	20.5	21.0	21.5	22.0	22.5	23.0	23.5	24.0	24.5	25.0	25.5
95	21.4	21.6	21.7	21.8	21.9	22.0	22.2	22.3	22.5	22.6	22.8	22.9	23.1
85	20.8	20.9	21.0	21.1	21.3	21.4	21.5	21.7	21.8	22.0	22.1	22.3	22.4
75	20.4	20.5	20.6	20.8	20.9	21.0	21.2	21.3	21.5	21.6	21.8	21.9	22.1
65	20.1	20.2	20.3	20.5	20.6	20.7	20.9	21.0	21.2	21.3	21.4	21.6	21.7
50	19.6	19.8	19.9	230.1	20.2	20.3	20.5	20.6	20.8	20.9	21.0	21.2	21.3
35	19.2	19.4	19.5	19.7	19.8	19.9	20.1	20.2	20.4	20.5	20.6	20.8	20.9
25	18.9	19.1	19.2	19.4	19.5	19.6	19.8	19.9	20.1	20.2	20.3	20.5	20.6
15	18.5	18.7	18.8	19.0	19.1	19.3	19.4	19.6	19.7	19.8	20.0	20.1	20.2
5	17.8	18.0	18.2	18.3	18.5	18.6	18.8	18.9	19.1	19.2	19.3	19.4	19.5

* Measure and obtain the mesial distal widths of the four permanent mandibular incisors and find that value in the horizontal row of the appropriate male or female table. Reading downward in the appropriate vertical column obtain the values for expected width of the cuspids and premolars corresponding to the level of probability you wish to choose. Ordinarily I use the 75% of probability rather than the mean of 50%, since although the values distribute normally toward crowding and spacing, crowding is a much more serious clinical problem and the 75% predictive values thus protects the clinician on the safe side. Note that the mandibular incisors are used for the prediction of both the mandibular and maxillary cuspid and bicuspid widths.

Gráficos de previsão

Handbook of orthodontics- Robert E. Moyers 4th edition, pp 227

III.   ANÁLISE FOTOGRÁFICA

À medida que a criança cresce, ocorrem alterações, pelo que os registos fotográficos desempenham um papel importante. As fotografias iniciais e as avaliações longitudinais durante e após o tratamento podem ser muito úteis para avaliar os resultados do tratamento. A fotografia clínica é normalmente utilizada para os seguintes objectivos

- Como registo permanente e como documentação para mostrar o estado inicial da morfologia dentária e facial do paciente antes do tratamento.

- Como importante auxiliar no diagnóstico e planeamento do tratamento para avaliação e análise da forma e proporção facial em três dimensões.

- Como meio de educação e demonstração para pacientes e pais.

- Como uma fonte inestimável de educação, investigação, encaminhamento de doentes, conferências e publicações

IV.   AVALIAÇÃO RADIOGRÁFICA

A radiografia é uma ferramenta útil no diagnóstico e planeamento do tratamento dos problemas ortodônticos do paciente e pode desempenhar um papel importante na prevenção, interceção e deteção precoce de muitos tipos de problemas de erupção. Dependendo das anomalias dento-esqueléticas e más oclusões existentes, podem ser utilizadas diferentes técnicas radiográficas. As técnicas radiográficas utilizadas no tratamento ortodôntico podem ser classificadas em dois tipos principais: radiografia intra-oral e radiografia extra-oral.

As radiografias intra-orais utilizadas em ortodontia são as
- Periapical
- Bitewing
- Vistas oclusais

As radiografias extra-orais incluem
- Radiografias panorâmicas

- Radiografias laterais do maxilar
- Radiografias mão-punho
- Radiografias cefalométricas (lateral, póstero-anterior e 45 graus).

V. ANÁLISE CEFALOMÉTRICA

A partir do momento em que esta técnica foi introduzida por Broadbent et al nos Estados Unidos e por Hofrath na Alemanha. Trata-se da análise das relações <u>dentárias</u> e <u>esqueléticas</u> de um crânio humano. A radiografia cefalométrica é a radiografia mais utilizada no tratamento ortodôntico.

As aplicações da cefalometria incluem

- Previsão de crescimento longitudinal
- Previsão de crescimento
- Identificação do tipo de má oclusão
- Avaliação dos tecidos moles
- Planeamento do tratamento ortodôntico
- Avaliação dos resultados do tratamento

O planeamento do tratamento é uma estratégia e o diagnóstico é a base deste tratamento. Todo o processo tem de ser organizado numa base sequencial: Examinar o paciente, diagnosticar o problema, classificar os problemas, planear o tratamento e depois tratar o paciente. Um diagnóstico abrangente não se centra apenas na relação da dentição maxilar e mandibular. Requer uma avaliação exaustiva da saúde geral e da situação oclusal do paciente e considera as relações da dentição com o osso basal e outros ambientes esqueléticos, neuromusculares e de tecidos moles. Alguns dos procedimentos realizados na ortodontia preventiva são a educação dos pais, o controlo das cáries, os cuidados com a dentição decídua, o equilíbrio oclusal, o tratamento dos dentes anquilosados e do frénulo anormal, o controlo de vários hábitos orais, o tratamento dos primeiros molares permanentes profundamente bloqueados e a manutenção do espaço.

PROCEDIMENTOS PREVENTIVOS

Proffit e Ackerman (1980) definiram "Ortodontia preventiva como a prevenção de potenciais interferências no desenvolvimento oclusal". Durante muito tempo, a genética esteve envolvida principalmente nas más oclusões. Assim, o desenvolvimento da oclusão era considerado como resultado de um crescimento não equilibrado da estrutura craniofacial devido a uma combinação genética. A diferenciação dos efeitos genéticos e ambientais foi efectuada após 1970, com o desenvolvimento de novos métodos genéticos. Os resultados de muitos estudos mostraram que uma grande parte das más oclusões é determinada por factores ambientais. Por conseguinte, foi promovida a aplicação de medidas preventivas sob a influência de factores ambientais. Atualmente, a prevenção das más oclusões faz parte da prática ortodôntica, que se preocupa com a educação do doente e dos pais, a supervisão do crescimento e do desenvolvimento da dentição e do complexo craniofacial. Alguns dos procedimentos efectuados em ortodontia preventiva são os seguintes: -

- Educação dos pais
- Controlo de cáries
- Cuidados com a dentição decídua
- Extração de dentes supranumerários
- Equilíbrio oclusal
- Manutenção do calendário de queda de dentes por quadrante
- Tratamento do dente anquilosado
- Tratamento de anexos frenais anormais
- Controlo dos hábitos orais
- Prevenção de danos na oclusão, por exemplo, aparelhos de Milwaukee
- Tratamento do primeiro molar permanente profundamente bloqueado
- Manutenção do espaço

EDUCAÇÃO DOS PAIS

Idealmente, a medicina dentária preventiva deve começar antes do nascimento da criança. Os procedimentos preventivos constituem uma parte importante da educação parental. **(MJ Field 1995)** É categorizada em educação pré-natal e pós-natal. A educação pré-natal constitui a educação antes do nascimento da criança. É benéfica para os pais, especialmente para as mães, pois é nesta altura que estão mais preocupados com a saúde do feto.

Na educação pré-natal,

- O objetivo é criar o melhor ambiente para o feto em desenvolvimento, e a futura mãe deve receber educação sobre a dieta.
- Estudos recentes sugeriram uma potencial correlação entre a má higiene oral das mães e os nascimentos prematuros, pelo que é crucial que as mães mantenham uma boa higiene oral.
- Os alimentos naturais como o leite, os produtos lácteos, os ovos, etc., que são ricos em cálcio e fósforo, devem ser recomendados às futuras mães, especialmente durante o terceiro trimestre, uma vez que ajudarão a formar corretamente as coroas dos dentes decíduos.

Na educação pós-natal,

- Os pais devem ser instruídos sobre a manutenção de uma boa higiene oral nos seus filhos.
- Recomenda-se a escovagem com a ajuda de uma escova de dedo e a limpeza dos dentes decíduos com um pano de algodão limpo e macio embebido em soro fisiológico morno nas fases iniciais. Isto é importante para evitar o início de uma cárie galopante.
- Além disso, a alimentação a biberão deve ser desencorajada até aos 18-24 meses de idade para diminuir o potencial de cáries de amamentação.

- A criança deve ser encorajada a começar a escovar sozinha e deve praticá-la duas vezes por dia.
- Os pais devem ser aconselhados a levar os seus filhos para uma avaliação dentária regular após a conclusão da dentição decídua, a fim de avaliar eventuais cáries e outros problemas dentários.

CONTROLO DE CARIES

A cárie dentária é uma doença infecciosa evitável, e a identificação precoce dos factores de risco e a implementação de medidas preventivas de saúde oral em idade jovem podem reduzir ou mesmo evitar a progressão desta lesão. Se não for prevenida, a cárie na superfície proximal de um dente decíduo pode causar a migração mesial dos dentes adjacentes. Isso levaria a um aumento do potencial de apinhamento, resultando em má oclusão na dentição permanente. A chave para a gestão da cárie e a prevenção da doença reside na modificação do comportamento do complexo biofilme dentário, bem como na transformação de factores que favoreçam a saúde. Por conseguinte, a deteção precoce e a intervenção imediata são importantes para evitar a má oclusão. Alguns dos métodos de prevenção da cárie incluem: -

- Aconselhamento dietético
- Higiene oral
- Antimicrobianos tópicos
- Selantes de fossas e fissuras
- Suplementação com flúor
- Probióticos
- Ozono

ACONSELHAMENTO DIETÉTICO

Deve ser preenchido e discutido um diário alimentar para as crianças que se encontram em risco moderado ou elevado. Com base neste diário nutricional, a criança e a família devem receber aconselhamento dietético específico e, inicialmente, são desenvolvidos pequenos objectivos alcançáveis.

HIGIENE ORAL

A placa dentária pode ser eficazmente removida através da escovagem dos dentes. As crianças de todas as idades devem ser ensinadas a escovar os dentes e devem ser encorajadas a fazê-lo pelo menos duas vezes por dia, especialmente antes de se deitarem. Durante a consulta dentária, deve ser demonstrada a técnica de escovagem adequada. É importante sublinhar a utilização de pasta dentífrica fluoretada.

ANTIMICROBIANOS TÓPICOS

Estes têm como objetivo reduzir a carga bacteriana. Alguns dos mais utilizados são a clorexidina e o xilitol. Estes agentes ajudam na prevenção das cáries, reduzindo os níveis de estreptococos. De acordo com **Najafi et al. 2012,** para crianças com 12 anos ou mais, a clorexidina a 0,12% continua a ser o padrão de ouro dos agentes antiplaca. Está disponível sob a forma de pastas dentífricas, enxaguantes bucais, vernizes, géis, gomas e sprays.

SELANTES DE FOSSAS E FISSURAS

Os selantes têm sido utilizados há mais de anos como medida preventiva da cárie, e as evidências de ensaios clínicos demonstraram a sua eficácia. De acordo com a Academia Americana de Odontopediatria e a Associação Dentária Americana de 2016, numa perspetiva de prevenção primária, os sulcos anatómicos ou fossas e fissuras nas superfícies oclusais dos molares permanentes retêm resíduos alimentares e promovem a presença de biofilme bacteriano, aumentando assim o risco de desenvolvimento de lesões de cárie. Penetrar e selar eficazmente estas superfícies com um material dentário, como os selantes de fossas e fissuras, pode prevenir lesões e faz parte de uma abordagem abrangente de gestão da cárie. Do ponto de vista da prevenção secundária, existem provas de que os selantes também podem inibir a progressão de lesões cariosas não cavitadas. A utilização de selantes para travar ou inibir a progressão de lesões cariosas é importante para o clínico ao determinar a intervenção apropriada para lesões cariosas não cavitadas Recomenda-se a utilização de selantes em molares permanentes com superfícies oclusais sãs e lesões cariosas oclusais não cavitadas em crianças. As idades correctas indicadas para a aplicação do selante são 6-7 anos para os primeiros molares permanentes e 11-13 anos para os segundos molares permanentes e pré-molares, respetivamente.

TERAPIA COM FLÚOR

O flúor é uma medida preventiva da cárie importante e eficaz em termos de custos. O flúor é absorvido pelo dente nas fases pré-eruptiva e pós-eruptiva. Os fluoretos podem ser incorporados de forma sistémica e tópica. A fluoretação da água é um ajuste controlado de um composto de flúor a um abastecimento público de água para elevar a concentração de iões de flúor a um nível que previna eficazmente as cáries. A Organização Mundial de Saúde sugeriu um nível de fluoreto de 0,5 a 1,5 mg/L, dependendo do clima, do ambiente local e de outras fontes de fluoreto. A fluoretação da água pública foi praticada pela primeira vez nos Estados Unidos. Uma revisão Cochrane estimou que a redução de cáries quando a fluoretação da água foi utilizada por crianças que não tinham acesso a outras fontes de flúor foi de 35% nos dentes decíduos e 26% nos dentes permanentes. Outras formas de aplicação tópica de flúor incluem dentifrícios fluoretados, vernizes fluoretados, elixires fluoretados e suplementos fluoretados.

PROBIÓTICOS

Os probióticos são definidos como microrganismos vivos que são seguros para o consumo humano e considerados benéficos para a saúde quando ingeridos em quantidades suficientes. As propriedades probióticas incluem o seguinte: Melhoria da resposta imunitária adaptativa, tratamento de infecções, prevenção ou redução de alergias em bebés e redução de factores de risco de cancro.

OZÓNIO

Recentemente, o ozono foi proposto como um modo preventivo para as cáries. O ozono é um composto natural constituído por três átomos de oxigénio produzidos pela conversão ultravioleta do oxigénio na forma activada, mas instável e de vida curta, do oxigénio. É um agente oxidante muito poderoso **(Timbrell 1987)**. O tratamento com ozono demonstrou eliminar as bactérias associadas às cáries. Também pode levar à reversão da lesão. É aplicado na superfície do dente durante 10-40 s. Estudos realizados por Baysan e Lynch e Johansson et al. demonstraram o efeito antimicrobiano do ozono: uma redução significativa de *Streptococcus mutans* e *Streptococcus sobrinus* na cavidade oral e na cavidade cariada após exposição ao ozono durante 10-20 segundos no tratamento de cáries cervicais em crianças e nenhum efeito sobre *Lactobacillus casei.* A aplicação do ozono deve ser seguida de soluções de remineralização e de bochechos com flúor. O mecanismo de ação do ozono é crucial para compreender a sua natureza antibacteriana. O ácido pirúvico é um dos principais contribuintes para a diminuição do pH em direção à atividade da cárie, mas o ozono oxida o ácido pirúvico em acetato e dióxido de carbono, promovendo assim a remineralização, porque o acetato tem um pKa mais elevado e favorece o tamponamento do pH na placa em repouso. O ozono desactiva 99% das bactérias. Baysan et al. efectuou um ensaio clínico em 178 raízes de molares primários e fez um acompanhamento de 3 semanas, 4 semanas, 3 meses e 6 meses. Afirmou que a remineralização da lesão cariosa ocorre dentro de 4-12 semanas.

CUIDADOS COM A DENTIÇÃO DECÍDUA

Os dentes decíduos actuam por si só como os melhores mantenedores de espaço naturais. Os dentes decíduos não só mantêm o espaço para os dentes permanentes que os sucedem, como também guiam os dentes permanentes para a sua posição correcta, prevenindo a má oclusão.

A perda prematura dos dentes decíduos conduzirá a

- Migração de dentes adjacentes para o espaço criado
- Alteração do trajeto de erupção de um dente sucessivo
- Pode desenvolver-se a projeção da língua
- Fonação dificultada em caso de perda de dentes anteriores
- Aspeto inestético quando há perda de um dente anterior, o que provoca um efeito psicológico na criança.

EXTRACÇÃO DE DENTES SUPRANUMERÁRIOS

Os dentes supranumerários são definidos como dentes formados além da dentição normal numa dentição decídua ou permanente. A presença de um dente extra na arcada dentária tem grande potencial para perturbar o desenvolvimento oclusal normal. A associação da hiperdontia com diferentes síndromes, como a síndrome de Gardner, a síndrome cleidocraniana ou as fissuras faciais, também tem sido amplamente relatada na literatura; no entanto, os dentes supranumerários também podem aparecer em situações não sindrómicas. A incidência de um ou dois dentes supranumerários ocorreu mais frequentemente na região anterior do maxilar (46,9% dos pacientes); seguiu-se os pré-molares supranumerários (24,1%), depois os molares supranumerários (18%) e os molares paraenses em 5,6%

dos casos. **Yusof et al 2014**. A consequência dos dentes supranumerários pode levar a

- Erupção retardada
- Impactação
- Erupção ectópica
- Deslocação dos dentes adjacentes
- Reabsorção radicular, malformação, dilaceração e perda de vitalidade dos dentes adjacentes
- Aglomeração
- Espaçamento
- Contacto prematuro e interferência oclusal
- Formação cística

Assim, recomenda-se o diagnóstico precoce e a extração dos dentes supranumerários para evitar todas as consequências deletérias associadas aos dentes supranumerários.

EQUILÍBRIO OCLUSAL

As fortes capacidades de adaptação do complexo neuromuscular mandibular permitem que o sistema mastigatório funcione e seja protegido. **(Dawson, 1989, 2006)** O sistema neuromuscular ficará agitado em resultado das interacções oclusais deflectivas e esta condição será continuamente reforçada com cada fecho através de estímulos proprioceptivos. Os dentes, os músculos, o periodonto, a mucosa gengival, as articulações temporomandibulares e outras partes do sistema mastigatório podem sofrer alterações como resultado deste estado condicionado. As técnicas de desprogramação podem ser utilizadas para tratar as disfunções oclusais **(Popa S, 2004)**. O equilíbrio oclusal é uma técnica terapêutica abrasiva que permite corrigir as interferências oclusais através do desbaste seletivo das vertentes ou cristas das cúspides dos dentes que interferem com as trajectórias oclusais funcionais normais. O equilíbrio oclusal é indicado porque elimina a discordância e as disfunções oclusais e da articulação temporomandibular.

Os principais objectivos dos ajustamentos oclusais

A. Traumatismo oclusal primário que afecta os dentes, a polpa dentária, o periodonto, as articulações temporomandibulares, o sistema neuromuscular e a mucosa oral.

B. Traumatismo oclusal secundário que afecta a mobilidade fisiológica dos dentes, bem como os tecidos duros e moles de suporte dos dentes.

- O equilíbrio oclusal é mais acentuado durante o crescimento ativo.

MANUTENÇÃO DO CALENDÁRIO DE QUEDA DE DENTES POR QUADRANTE

Não deve haver uma discrepância de mais de três meses entre o aparecimento dos dentes permanentes e a perda dos dentes decíduos num quadrante em comparação com os outros quadrantes. Removendo o dente ou os dentes de um lado da arcada quando eles já esfoliaram no lado contralateral, a queda da dentição decídua pode ser mantida a tempo.

O atraso na erupção pode ser devido a qualquer um dos seguintes factores

razões:

- Presença de dentes decíduos/raízes com retenção excessiva
- Presença de dente supranumerário
- Quistos e tumores do maxilar
- Restauração saliente em dentes decíduos
- Fibrose da gengiva
- Anquilose dos dentes decíduos
- Ausência de broto de dente permanente.

Por conseguinte, a esfoliação atempada dos dentes decíduos desempenha um papel importante nas medidas preventivas.

TRATAMENTO DO DENTE ANQUILOSADO

A anquilose é uma condição na qual a superfície direta da raiz se funde com o osso alveolar. Dependendo da taxa de crescimento e do metabolismo ósseo do paciente, é normalmente acompanhada por uma reabsorção progressiva da raiz. Clinicamente, estes dentes não conseguem irromper até ao nível normal e são designados por "dentes submersos". Evidências de um estudo realizado por **Biederman et al. em 1968** mostraram que a maioria dos casos de anquilose ocorre em molares decíduos do que em molares permanentes, numa proporção de 10:1. Os dentes decíduos anquilosados não são reabsorvidos e, portanto, impedem a erupção dos dentes permanentes ou desviam-nos para erupção em locais anormais. O diagnóstico de dentes anquilosados pode ser obscuro se menos de 20% da superfície da raiz estiver anquilosada. Pode não haver sinais associados de som de percussão patognomónico, mobilidade reduzida, nem aspeto radiográfico. A tomografia computorizada de feixe cónico é recomendada para localizar a área anquilótica e o seu tamanho, ajudando assim a determinar o prognóstico do dente.

Recentemente, foram propostas várias modalidades de tratamento.

1. Uma abordagem promissora para a preservação do rebordo num local de dente anquilosado foi sugerida por **Malmgren et al 1984** como alternativa à extração, nomeadamente a decoronação. Este procedimento cirúrgico tem como objetivo utilizar o processo de substituição da raiz por tecido ósseo para manter um crescimento adequado do osso alveolar, de modo a permitir uma inserção óptima do implante numa fase posterior da vida. A decoronação requer um crescimento e renovação óssea vertical significativos, pelo que não é indicada para adultos que não estejam a crescer.

2. *Por último,* pode ser considerada a extração do dente anquilosado.

GESTÃO DE ANEXOS FRENAIS ANORMAIS

Uma fixação anormal do frénulo labial pode causar muitos problemas para a dentição, como um diastema anormal da linha média. A revisão da literatura indica que o diastema da linha média era uma preocupação para os pacientes e era considerado uma má oclusão inaceitável e os clínicos eram muito

interessados na etiologia e no tratamento deste problema. **Richardson et al 2014** estudaram a prevalência sexual do diastema em 5.307 crianças entre os 6 e os 14 anos de idade e verificaram que, aos 6 anos de idade, o sexo feminino apresentava uma prevalência superior à do sexo masculino, mas aos 14 anos o sexo masculino apresentava uma prevalência superior. O frénulo de um recém-nascido na fase de almofada gengival e antes da erupção da dentição é um anexo grande e carnudo com uma origem larga. À medida que o crescimento progride, o frénulo pode atrofiar e assumir uma posição mais elevada ou manter a sua ligação à papila, levando ao diastema da linha média.

Um frênulo labial anormal, além de causar um diastema na linha média da maxila, pode produzir outras condições clínicas indesejáveis:

- Uma fixação anormal do frénulo pode causar deslocação e rotação do dente.

- Erupção atrasada ou ausência total de erupção, deslocamento, mordida cruzada dos incisivos laterais e/ou impactação dos caninos.

- Restrição dos movimentos dos lábios ou da língua, podendo interferir com a fala e a deglutição.

- O tecido do frénulo com uma banda pesada e uma fixação baixa pode interferir com a escovagem correcta dos dentes.

A intervenção para um frénulo anormal é mais fácil durante o início da dentição mista, e os resultados são mais estáveis. O momento da intervenção é importante para obter resultados satisfatórios. A conceção do plano de tratamento e o momento da intervenção dependem da gravidade dos problemas do frénulo, incluindo o tamanho, o tipo de inserção, o potencial para afetar

dentes adjacentes e a oclusão do paciente.

- Intervenção urgente, frenectomia e encerramento do diastema. A cirurgia de frenectomia é frequentemente realizada em conjunto com a terapia ortodôntica. Após a frenectomia, o movimento ortodôntico para unir os dentes deve ser retomado com o espaço pelo menos parcialmente fechado. Isto assegurará que os dentes se juntem rapidamente. Quando isto é feito, a cicatrização ocorre com os dentes no sítio e o tecido cicatricial natural que se forma após a cirurgia estabiliza os dentes em vez de constituir uma barreira ao encerramento final do espaço.

- A presença de anquiloglossia ou de um laço na língua impede o desenvolvimento funcional normal devido à posição rebaixada da língua e a anomalias na fala e na deglutição, pelo que deve ser efectuado um tratamento cirúrgico.

CONTROLO DOS HÁBITOS ORAIS

Boucher O.C., em 1974, descreve o hábito como a tendência para um ato ou ato que se tornou um desempenho repetido, relativamente fixo, consistente, fácil de executar e quase automático. Os hábitos anormais devem ser distinguidos dos hábitos normais que fazem parte da função orofaríngea normal e que desempenham um papel importante no crescimento craniofacial e na fisiologia oclusal. As funções anormais, como a respiração bucal, a deglutição com impulso da língua, a posição baixa da língua em repouso, a mastigação unilateral e as posturas anormais da musculatura perioral podem causar má oclusão. A extensão do dano causado por qualquer força anormal na dentição, como chupar um dedo ou qualquer outro objeto, depende da duração, frequência e intensidade da força. A intensidade é a quantidade de força aplicada aos dentes e ao osso de suporte durante a sucção. A duração é o tempo total que a criança passa a chuchar. A frequência refere-se ao número de vezes que as crianças praticam o hábito durante o dia.

A investigação demonstrou que muitas deformidades causadas por disfunção muscular durante a dentição decídua ou mista não são auto-corrigidas e agravam-se com a idade.

Existem duas correntes de pensamento sobre a causa dos hábitos orais anormais:

- As escolas psicanalíticas consideram o hábito como um sintoma de uma perturbação emocional.

- Os behavioristas consideram o hábito como um simples ato aprendido, sem qualquer neurose subjacente.

A sucção do polegar ou do dedo é um comportamento que pode ser agrupado numa lista de hábitos conhecidos como hábitos de sucção não nutritivos. Verificou-se que o feto chupa por vezes os dedos no útero. A sucção do polegar tem sido considerada uma atividade que serve como função adaptativa, proporcionando estimulação ou auto-acalmação. Os hábitos de sucção não nutritivos são comuns em crianças pequenas e, à medida que crescem, tendem a parar. Na maioria dos casos, este hábito cessa espontaneamente entre os 2 e os 4 anos de idade. No entanto, se a sucção do polegar continuar, podem ocorrer consequências negativas, como a deformação da unha ou a paroníquia. Se o hábito persistir durante a erupção da dentição definitiva, pode ocorrer má oclusão.

Acredita-se que a **etiologia** da sucção do polegar seja um reflexo primitivo que surge cedo nos bebés. O comportamento de sucção nas crianças está associado a sentimentos de auto-conforto e segurança. Os prestadores de cuidados introduzem habitualmente chupetas para ajudar os bebés a acalmarem-se quando estão agitados. Um estudo realizado em Itália por Ferrante et al. referiu que o comportamento de sucção do polegar no seu estudo foi iniciado para estimular os receptores nasopalatais e receber equilíbrio muscular para libertar a tensão psicológica e física. Por conseguinte, parece que a sucção do dedo está intimamente relacionada com a maturidade psico-emocional de uma criança.

Estudos efectuados por Ferrante et al. demonstraram a presença do hábito de chuchar no dedo ou na chupeta em cerca de 48% das crianças aos 4 anos de idade e em 12,1% das crianças com mais de 7 anos. O hábito persiste em 1,9% das crianças com 12 anos.

A fisiopatologia da sucção do polegar é caracterizada pela frequência, intensidade e duração do hábito. A duração da força no polegar/dígito é mais crítica do que a sua magnitude e a pressão de repouso tem o maior impacto na posição do dente. Pode levar a malformações dentoalveolares e esqueléticas.

Os efeitos clínicos da sucção do polegar são -

Efeitos dentários

- Aumento do overjet devido ao alargamento dos incisivos
- Mordida aberta anterior
- Espaçamento interdentário
- Mordida cruzada posterior
- Apinhamento dos incisivos mandibulares
- Inclinação lingual dos incisivos inferiores
- Sobreerupção dos dentes posteriores
- Relações molares de classe II
- Arco maxilar anterior estreito (em forma de V)

Efeitos esqueléticos

- Rotação do maxilar no sentido anti-horário
- Rotação mandibular no sentido dos ponteiros do relógio
- Aumento da inclinação do plano mandibular
- Aumento da relação de classe II (posicionamento do ponto A para a frente)
- Aumento da altura facial anterior

MODALIDADES DE TRATAMENTO

As opções de tratamento podem ir desde o aconselhamento do doente e dos pais, a utilização de diferentes aparelhos bucais, a aplicação de técnicas de modificação do comportamento, como conselhos e incentivos à mudança de comportamento, a aplicação de uma substância de sabor desagradável nos polegares das crianças, a terapia miofuncional ou combinações destes tratamentos. Uma revisão da Cochrane realizada em 2015 mostrou que a utilização de aparelhos ortodônticos ou de uma intervenção psicológica (como a utilização de reforço positivo ou negativo) ou de ambos tem mais probabilidades de conduzir à cessação do hábito do que a ausência de tratamento. Podem ser utilizados aparelhos ortodônticos, incluindo cribs palatinos, esporas, barras palatinas, ancinhos de feno e aparelhos do tipo gaiola. As intervenções não cirúrgicas e não ortodônticas que têm sido estudadas para o tratamento de casos de mordida aberta anterior originada pela sucção do polegar incluem a terapia miofuncional orofacial. A terapia miofuncional orofacial envolve um conjunto de exercícios que reeducam os músculos envolvidos na deglutição, na fala e na postura de repouso. Um estudo realizado por Huang et al. incluiu pacientes de 4 a 12 anos de idade que apresentavam hábitos dentários e utilizou wafers estomacais como terapia. Estas foram colocadas na papila incisiva para orientar a língua a repousar nessa posição.

O impulso da língua é a colocação da ponta da língua para a frente entre os dentes anteriores durante a deglutição. Este hábito também tem sido chamado de deglutição desviada, deglutição desviante, deglutição invertida, deglutição pervertida, distúrbio miofuncional oral, deglutição visceral, padrão de deglutição infantil e deglutição anormal. Tulley, em 1969, define-o como o movimento para a frente da ponta da língua entre os dentes para se encontrar com o lábio inferior durante a deglutição e nos sons da fala, de modo a que a língua se torne interdental.

O impulso da língua é normal no recém-nascido, em que a língua fica entre as almofadas gengivais e a mandíbula é estabilizada pelos músculos faciais durante a deglutição. Isso desaparece gradualmente com a erupção da dentição primária. A deglutição madura normal mostra o posicionamento da língua no alto do palato, atrás dos incisivos superiores, e nenhuma atividade dos lábios e das bochechas durante a deglutição. Um padrão de deglutição transitório é visto na dentição mista, quando alguns dentes decíduos estão perdidos e os permanentes ainda não erupcionaram ou estão a erupcionar. Este tipo de deglutição é auto-corretivo. Nos casos de mordida aberta, criada maioritariamente por hábitos como a sucção do polegar, a língua é empurrada para a frente para conseguir um selamento labial. Este tipo de impulso da língua é designado por "impulso simples da língua". O "impulso de língua complexo" é observado em indivíduos com uma mordida aberta difusa, mais comum em respiradores bucais e numa criança com história de doença nasorespiratória crónica/alergias. "Deglutição infantil retida" é quando o reflexo de deglutição infantil persevera após a erupção dos dentes permanentes. A intervenção de um odontopediatra só é necessária nos casos de tração da língua simples e complexa, bem como na "deglutição infantil retida".

A etiologia do impulso da língua inclui
- Factores hereditários, como uma língua grande
- Problemas esqueléticos verticais, como uma mandíbula inclinada ou um ângulo goníaco alargado
- Frénulo lingual curto
- Respiração bucal, que pode ser devida a muitos factores que causam obstrução nasal, como alergias e congestão nasal.
- Dor de garganta, amígdalas ou adenóides aumentadas que causam dificuldade em engolir
- Perda prematura dos dentes decíduos e adaptação anormal da língua
- Anomalias musculares, neurológicas ou outras anomalias fisiológicas, como perda de coordenação muscular

MODALIDADES DE TRATAMENTO
Foram propostos métodos para o tratamento do impulso da língua:

- Os aparelhos que quebram o hábito, como os cribs linguais, funcionam como lembretes e restringem o movimento da língua para a frente.
- Correção da má oclusão.

- Terapia miofuncional para corrigir a posição da língua em repouso e durante a deglutição.

Todas estas estratégias de gestão são indissociáveis. Um aparelho para quebrar o hábito apenas tenta bloquear a força pesada da deglutição, que, mesmo quando somada, equivale apenas a cerca de 20 minutos por dia. A pressão leve e constante da língua e dos lábios tem muito mais influência no equilíbrio oral do que a pressão da língua. Só tratar a força intermitente e pesada criada pelo impulso da língua não é tratar a origem do problema e, portanto, após a remoção do aparelho de correção de hábitos e se a razão do impulso da língua não for tratada, a posição e as funções da língua para a frente podem voltar, levando a uma recaída. A terapia miofuncional orofacial inclui exercícios dos músculos cervicais e faciais para melhorar a propriocepção, o tónus e a mobilidade. Actua também como adjuvante do tratamento ortodôntico e ajuda a harmonizar a função orofacial. Exercícios miofuncionais orofaciais para o impulso da língua:

Exercícios labiais:

> Exercício de fecho dos lábios e de competência-Fechar ligeiramente os lábios. A criança segura um pedaço de cartão/palito de gelado entre o lábio superior e o inferior durante 5 segundos e repete 5-10 vezes. Este exercício irá melhorar a competência labial.

> Exercício de sopro dos lábios - A criança é convidada a forçar o ar entre os lábios e os dentes e a soprar os lábios o mais possível.

> Movimentos labiais e som "oo-ee" - Pede-se à criança que abra os lábios e os feche como num "oo-ee" exagerado.

> Exercício de balonismo - A criança é convidada a soprar um balão até à sua capacidade máxima, deixando depois o ar sair e repetindo a operação.

4S significa "spot" (ponto), salivar, apertar e engolir. A língua é levada ao "Spot", atrás dos incisivos superiores, e pede-se ao doente que mantenha a língua nessa posição enquanto saliva, depois aperta o "Spot" e engole com os dentes juntos, mantendo a língua nessa posição. É aconselhável fazer este exercício de deglutição pelo menos 40 vezes por dia para absorver este novo padrão de deglutição.

Nos exercícios de imaturidade lingual, o doente tem de projetar a língua para fora e movê-la em diferentes direções e velocidades. Primeiro, o doente aprende a mover a língua em várias direcções e pratica mantê-la estável. O nível seguinte é movê-la em movimentos circulares no sentido dos ponteiros do relógio e no sentido contrário, 10 vezes cada. Ao efetuar movimentos circulares, a ponta da língua deve varrer o bordo vermelhão dos lábios. A criança pode realizar este exercício com a ajuda de um espelho. A dificuldade deste exercício pode ser aumentada virando os lábios para fora/para a superfície bucal e efectuando movimentos circulares com a língua.

A respiração bucal e a obstrução nasal são achados comuns em pacientes pediátricos. É um dos hábitos orais deletérios mais comuns em crianças e um sintoma de distúrbios respiratórios do sono. Sua prevalência varia de 11 a 56% em crianças.

De acordo com a teoria da matriz funcional estabelecida por Moss e Salentijn em 1969, a função respiratória normal do nariz é essencial para o crescimento equilibrado das estruturas craniofaciais. Quando a obstrução das vias aéreas superiores não é removida prontamente ou quando a respiração bucal ainda está habitualmente presente após a remoção da obstrução, a respiração bucal terá efeitos negativos não só no desenvolvimento e função normais do complexo dentofacial, mas também na saúde geral das crianças em crescimento.

Etiologia da respiração bucal - A respiração bucal pode resultar de obstrução em qualquer local das vias aéreas superiores. A via aérea superior é diretamente influenciada pelo tamanho, forma e posição dos tecidos circundantes (como a mucosa nasal, as adenóides e as amígdalas) e as alterações patológicas nestes tecidos podem interferir com a passagem do fluxo de ar.

 A obstrução nasal pode ser atribuída à inflamação nasal em crianças, incluindo rinite alérgica, rinite crónica e sinusite. Nos últimos anos, a degradação ambiental e a poluição atmosférica conduziram a um aumento da prevalência de doenças alérgicas nasais, pelo que a obstrução nasal relacionada com a rinite alérgica se tornou mais comum. Além disso, as deformidades morfológicas do nariz que afectam a ventilação nasal e reduzem o fluxo de ar nasal, como o desvio do septo nasal, a hipertrofia dos cornetos, os pólipos nasais e o traumatismo nasal, também podem levar à respiração bucal. A hipertrofia adenotonsilar é a causa mais comum de respiração bucal em crianças.

O diagnóstico da respiração bucal pode ser feito a partir de..:
- História
- Exame clínico - Competência labial, forma das narinas externas
- Testes clínicos - Teste do espelho, teste da água, teste da borboleta
- Rinomanometria
- Cefalometria

Os sinais e sintomas clínicos de um respirador bucal são -

Alterações dentárias e dos tecidos moles

- Apinhamento anterior
- Proclinação do incisivo maxilar
- Mordida aberta anterior
- Maxila anterior estreita
- Arco maxilar estreito e mordida cruzada posterior bilateral
- Sobreerupção de molares
- Lábios secos
- Mau hálito e doença periodontal, causados pela alteração da flora bacteriana da boca
- Olheiras sob os olhos

Alterações do esqueleto
- Rotação da mandíbula em crescimento no sentido dos ponteiros do relógio
- Aumento da altura facial anterior
- Aumento da altura vertical da face anterior inferior
- Rosto comprido e estreito
- Retrognatismo da mandíbula
- Entalhe antegonial
- Aumento da inclinação mandibular
- Constrição maxilar, palato profundo e mordida cruzada posterior
- Rotação para baixo do palato posterior
- Deficiência maxilar
- Estreitamento das vias respiratórias nasais e diminuição da capacidade interna

MODALIDADES DE TRATAMENTO
- Eliminação da causa - Tratamento de qualquer tratamento médico ou cirúrgico da disfunção respiratória. Os pacientes com constrição maxilar são tratados com expansão palatina rápida, resultando em mudanças significativas nos padrões respiratórios das crianças. Este tipo de tratamento corrige a desarmonia oclusal transversal e os problemas funcionais.

- Tratamento sintomático
- Interceção do hábito: - Se o hábito persistir mesmo após a remoção da obstrução, deve ser corrigido.
- Exercícios labiais
- Rastreio oral

Ecrã oral - A utilização de um ecrã oral pode treinar eficazmente os doentes a respirar utilizando o nariz, ajudar os lábios do doente a fechar corretamente, trazer a mandíbula para a frente e reduzir o overjet. O hábito de respirar pela boca pode ser removido com um protetor oral através de um orifício de respiração na parte labial do protetor oral. O aparelho é eficaz e útil desde que os pacientes colaborem na sua utilização durante 3 a 6 meses e treinem os lábios durante 30 minutos todos os dias e o utilizem à noite ou durante o sono. O protetor oral é utilizado para evitar a pressão das bochechas e actua sobre os dentes para ajudar a língua a forçar a arcada dentária limitada, provocando assim uma expansão passiva da curvatura. O protetor oral só entra em contacto com os incisivos superiores, pelo que a pressão muscular se concentra ativamente nos incisivos superiores. Além disso, o ecrã oral produz uma pressão lingual sobre os dentes superiores e uma inclinação dos dentes. Podem ocorrer alterações substanciais na relação oclusal, o que pode reduzir a sobremordida e a sobressaliência. O efeito da utilização de um ecrã oral nos incisivos está frequentemente associado a alterações na atividade muscular.

Assim, a intervenção precoce e a gestão adequada de todos os hábitos orais deletérios podem prevenir ou reduzir os danos dento-esqueléticos em idades mais avançadas. Uma intervenção adequada requer um diagnóstico cuidadoso e um planeamento minucioso do tratamento. Antes de iniciar qualquer intervenção ortodôntica e mecanoterapia para o tratamento de hábitos orais, o profissional deve assegurar-se de que tanto a criança como a família querem cooperar e que todas as partes estão cientes das vantagens e desvantagens de cada método de tratamento disponível.

O BRUXISMO é definido como o ranger involuntário, inconsciente e excessivo dos dentes, o contacto dinâmico ou a oclusão dos dentes em alturas que não as funções normais, como a mastigação ou a deglutição. Pode ser diurno ou noturno. Não é considerado um distúrbio do sono ou do movimento em pacientes saudáveis.

Etiologia do bruxismo: - A principal causa do bruxismo ainda não foi determinada, mas acredita-se que seja multifatorial.

- Stress psicológico

Causas locais

- Contactos prematuros
- Restaurações defeituosas
- Mordida profunda

Causas sistémicas

- Distúrbios gastrointestinais
- Alergias
- Doenças endócrinas
- Perturbações do SNC
- Retardo mental

DIAGNÓSTICO

- Auto-relatos dos pacientes (questionários e história oral)
- Exame clínico
- Registos electromiográficos (EMG)

Os auto-relatos são úteis para indicar uma possível atividade de bruxismo e a frequência do comportamento, mas não fornecem informações sobre a intensidade e a duração da atividade dos músculos mastigatórios.

CARACTERÍSTICAS CLÍNICAS

- Factores de atrito
- Sensibilidade muscular, hipertrofia
- Lesão do ligamento periodontal
- Exposição pulpar
- Abertura limitada da boca
- Alteração do padrão de oclusão
- Perda de dimensão vertical
- Problemas de ATM
- Perda de osso alveolar - hipermobilidade
- Hipersensibilidade
- Recessão gengival

MODALIDADES DE TRATAMENTO

Até à data, não foi encontrada nenhuma estratégia de gestão que cure o bruxismo; o tratamento é direcionado para a prevenção de mais danos no sistema estomatognático. A gestão do bruxismo baseia-se no reconhecimento dos potenciais factores causais associados ao desenvolvimento da condição. O bruxismo diurno pode ser gerido considerando intervenções como a modificação de hábitos, a terapia de relaxamento e o biofeedback. Nos doentes com bruxismo do sono, que não parece ser afetado por factores psicológicos ou psicossociais, a intervenção adequada pode incluir a terapia com aparelhos. Em doentes com bruxismo induzido por medicamentos ou drogas, deve ser considerada a retirada ou substituição da medicação. Se estiverem a ser utilizadas drogas recreativas, a intervenção deve incluir aconselhamento psicológico. O bruxismo que ocorre em doentes com anomalias neurogénicas, como a distonia, pode beneficiar da injeção de botox nos músculos da mastigação, o que parece diminuir a frequência da atividade parafuncional.

Ajustes oclusais e talas oclusais - A ideia proposta de que o bruxismo pode ser devido a uma má oclusão torna os tratamentos ortodônticos opções viáveis para gerir a condição. Os splints oclusais são usados durante a noite na maxila ou na mandíbula, cobrindo as superfícies oclusais de todos os dentes. As talas oclusais são indicadas para proteger os dentes e as restaurações de cargas traumáticas.

Higiene do sono - Recomenda-se que os doentes sejam aconselhados sobre práticas de higiene do sono, incluindo evitar tabaco, café ou álcool à noite, limitar a atividade física e a estimulação mental antes de dormir e dormir num quarto calmo e escuro.

Psicoterapia - Podem ser adoptadas abordagens psicoterapêuticas para promover a calma. O aconselhamento do doente pode levar a uma diminuição da tensão e também a uma tomada de consciência do hábito. Isto aumentará o controlo voluntário e reduzirá assim os movimentos parafuncionais.

Estimulação eléctrica contingente (CES) - Pretende diminuir a atividade dos músculos mastigatórios através da aplicação de uma estimulação eléctrica de baixo nível quando os músculos responsáveis pelo bruxismo se tornam activos.

PREVENÇÃO DE DANOS NA OCLUSÃO

A escoliose pode ser tratada com o aparelho de Milwaukee, um aparelho ortopédico. O crescimento mandibular é retardado pela pressão intensa que este aparelho exerce sobre a mandíbula e a oclusão em crescimento, o que pode resultar em anomalias.

Activadores, posicionadores, activadores e aparelhos ortopédicos dentofaciais especificamente criados para o efeito podem prevenir a má oclusão ou, pelo menos, atenuar os seus efeitos negativos.

TRATAMENTO DOS PRIMEIROS MOLARES PERMANENTES PROFUNDAMENTE BLOQUEADOS

Em raras ocasiões, o primeiro molar permanente pode ficar firmemente preso sob a superfície distal do segundo molar decíduo. Por vezes, os 1os molares permanentes bloqueados podem reabsorver o 2nd molar decíduo na área cervical do dente. O corte da superfície distal dos segundos molares decíduos ajuda a orientar a erupção dos primeiros molares permanentes. Se a reabsorção radicular for significativa, o segundo molar decíduo deve ser excisado e o espaço para os segundos pré-molares deve ser preservado. Um primeiro molar permanente um pouco travado normalmente emerge por si só. O pequeno travamento pode ser libertado inserindo um fio de ligadura ou separadores entre os dentes.

MANUTENÇÃO DO ESPAÇO

Um dente é mantido na sua relação correcta na arcada dentária como resultado da ação de uma série de forças. Se uma dessas forças for alterada ou removida, ocorrerão mudanças na relação dos dentes adjacentes. Os dentes adjacentes podem mover-se para a área vazia como resultado da perda prematura dos dentes decíduos. Isso pode causar inclinação axial aberrante dos dentes, espaçamento entre os dentes e um deslocamento da linha média dentária. Isto impede a erupção normal dos dentes permanentes e causa má oclusão. O tratamento adequado do espaço deixado pela perda prematura dos dentes decíduos é um componente crucial da ortodontia preventiva. O espaço deixado pela perda de um dente decíduo é mantido por um mantenedor de espaço. Portanto, é necessário indicar um mantenedor de espaço para manter todo o espaço mesio-distal criado pela perda de espaço, restaurar a função tanto quanto possível e evitar a erupção excessiva do dente oposto. Um procedimento corretivo pode exigir mantenedores de espaço. Alguns dos exemplos de mantenedores de espaço são Banda e alça, Coroa e alça, Banda e barra, Coroa e barra, Arco lingual, Arco palatino de Nance, Arco transpalatino e Sapata distal.

A intervenção precoce e a gestão adequada de todos os hábitos orais deletérios podem prevenir ou reduzir os danos dento-esqueléticos em idades mais avançadas. Uma intervenção adequada requer um diagnóstico cuidadoso e um planeamento minucioso do tratamento. Antes de efetuar qualquer um dos procedimentos acima referidos, o profissional deve assegurar-se de que tanto a criança como a família querem cooperar e que todas as partes estão cientes das vantagens e desvantagens de cada método de tratamento disponível.

MANUTENÇÃO E GESTÃO DO ESPAÇO

GESTÃO DO ESPAÇO

A oclusão desenvolve-se desde a dentição decídua, passando pela dentição de transição (ou mista) até à dentição permanente, numa sequência de acontecimentos que ocorrem de forma ordenada e atempada. Estes eventos resultam numa oclusão funcional, estética e estável. No entanto, quando esta sequência é interrompida, surgem problemas que podem afetar o estado oclusal final da dentição permanente. Quando essas perturbações ocorrem, são necessárias medidas correctivas adequadas para restabelecer o processo normal de desenvolvimento oclusal. Miyamoto, Chung e Yee observaram os efeitos da perda precoce dos caninos primários e dos primeiros e segundos molares na má oclusão da dentição permanente. Estudaram 255 crianças em idade escolar com 11 anos de idade ou mais. Verificou-se que a probabilidade de necessitar de tratamento ortodôntico aumentava com o número de dentes perdidos prematuramente. A frequência de tratamento ortodôntico em crianças que tinham perdido um ou mais dentes decíduos até aos 9 anos de idade era mais de três vezes superior à do grupo de controlo **(American Academy of Pediatric Dentistry 2002).**

Em condições fisiológicas normais, os dentes decíduos são considerados os mantenedores do espaço normal para a esfoliação dos dentes permanentes. **(Rao e Sarkar, 1999**). É importante manter a dentição decídua na arcada até a esfoliação, sempre que possível. A perda precoce devido a certas condições patológicas, como cáries, traumatismos, reabsorções anormais ou doenças sistémicas, leva à perda prematura da dentição. Isto resulta na migração dos dentes existentes e na perda de espaço na arcada **(Ross, 1970)**. A deficiência no comprimento da arcada pode produzir e até influenciar a gravidade da má oclusão na dentição permanente, sob a forma de apinhamento, rotações, erupção ectópica, mordida cruzada, sobressaliência excessiva, sobremordida excessiva, impactação dos dentes permanentes, supraerupção dos dentes opostos e relação molar desfavorável **(Brothwell, 1997)**. O conceito de perda de espaço resultante da perda prematura dos dentes decíduos foi descrito por **(Davenport ,1887)**. Cerca de 51% dos primeiros molares decíduos perdidos prematuramente e 70% dos segundos molares decíduos perdidos prematuramente resultam numa perda de espaço e no consequente mau posicionamento de um dente permanente nesse quadrante. **(Baume, 1950)**.

A MANUTENÇÃO DO ESPAÇO é um procedimento realizado nas dentições decídua e mista para preservar o espaço disponível antes que ocorra qualquer fechamento no comprimento do arco. A manutenção apropriada do espaço geralmente é feita quando o espaço disponível é adequado e todos os dentes não irrompidos estão presentes no estágio apropriado de desenvolvimento **(Finn et al. 1973)**. A perda de espaço pode ocorrer tanto no segmento anterior quanto no posterior.

OBJECTIVOS DA MANUTENÇÃO DO ESPAÇO

- Previne a perda de comprimento da arcada, largura da arcada e perímetro da arcada, mantendo a posição relativa da dentição existente.
- Para preservar o plano oclusal normal, os espaços dos primatas
- Ajuda na fonética, na estética e na mastigação

JUSTIFICATIVA

No segmento anterior,

- Função: A função mastigatória deficiente é uma forte razão para a substituição dos incisivos.
- Fala - Para o desenvolvimento da fala, deve ser dado um espaço de manutenção.
- Estética - a razão mais válida para a substituição dos incisivos e a prevenção de traumas sociais para a criança.

No segmento posterior,

- A substituição é efectuada principalmente para a manutenção do espaço, uma vez que há mais probabilidades de desvio mesial nos posteriores.

Factores que influenciam a má oclusão (Dean 1997)

1. musculatura oral anormal - A posição elevada da língua associada a um músculo mental forte pode prejudicar a oclusão após a perda de um molar primário inferior. O resultado é um colapso da arcada dentária inferior e um desvio distal do segmento anterior.

2. Hábitos orais - Os hábitos do polegar ou dos dedos provocam forças anormais na arcada dentária e são responsáveis pelo início de um colapso após a perda prematura de dentes.

3. Má oclusão existente - A inadequação do comprimento do arco e outras formas de má oclusão, particularmente a classe II, divisão 1, geralmente tornam-se mais graves após a perda prematura dos dentes decíduos mandibulares.

4. Fase de desenvolvimento oclusal - Em geral, é provável que ocorra mais perda de espaço se os dentes estiverem a erupcionar ativamente adjacentes ao espaço deixado pela perda prematura de um dente primário.

INDICAÇÕES

- Após a perda prematura do dente primário, para evitar a perda do comprimento da arcada por desvio da inclinação para o dente adjacente.
- Situações em que existe a possibilidade de deslocação da linha média devido à perda unilateral de dente(s) decíduo(s).
- Para evitar a supra-erupção do dente da arcada oposta no espaço dentário prematuramente perdido.
- Melhorar e restabelecer a fisiologia do sistema mastigatório e a saúde dentária da criança de forma óptima.
- Para a manutenção da estética anterior e redução do trauma psicológico.

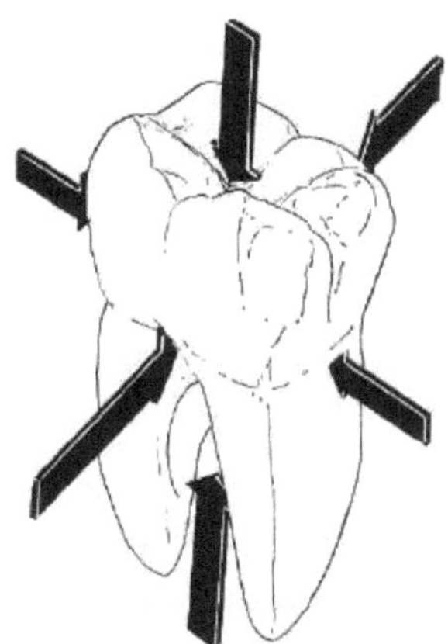

Forças que actuam na superfície do dente
Dentistry for the child and adolescent Mcdonald, Avery and Dean
8th edition, pp 632.

- Se o mantenedor de espaço ajudar a tornar o tratamento ortodôntico menos complicado.

CONTRA-INDICAÇÕES

- Quando o espaço necessário para o dente permanente subjacente é menor do que o espaço deixado pelo dente perdido prematuramente.
- Se o dente estiver próximo da crista do rebordo ou se um terço da raiz estiver concluído radiograficamente num dente sucessivo.
- Quando o dente permanente subjacente está ausente.
- Quando é expetável o desvio dos molares para a frente.
- Se não houver sinais de encerramento do espaço.

Factores considerados para a manutenção do espaço (Brothwell, 1997; Dean, 2011):

1. Tempo decorrido desde a perda. - Se ocorrer o encerramento do espaço, este dá-se geralmente nos primeiros 6 meses após a perda. a extração. Quando um dente primário é removido e todos os factores indicam a necessidade de manutenção do espaço, é melhor colocar um aparelho o mais rapidamente possível após a extração.

2. Idade dentária do paciente. - A idade cronológica do paciente não é tão importante quanto a idade de desenvolvimento. Cron estudou o surgimento de dentes permanentes com base na quantidade de desenvolvimento da raiz, conforme visto em radiografias, no momento do surgimento". Ela descobriu que os dentes irrompem quando três quartos da raiz estão desenvolvidos, independentemente da idade cronológica da criança. Vários estudos indicaram que a perda de um molar primário antes dos 7 anos de idade (cronológica) levará a um atraso na emergência do dente sucessor, enquanto que a perda após os 7 anos de idade leva a uma emergência precoce. A magnitude deste efeito diminui com a idade. Por outras palavras, se um molar primário for perdido aos 4 anos de idade, a emergência do pré-molar pode ser atrasada até 1 ano; a emergência ocorrerá na fase de conclusão da raiz. Se o mesmo molar primário for perdido aos 6 anos de idade, um atraso de cerca de 6 meses é mais

provável; a emergência ocorrerá numa altura em que o desenvolvimento das raízes se aproxima do fim.

3. Quantidade de osso que cobre o dente não irrompido - As previsões do surgimento do dente baseadas no desenvolvimento da raiz e na influência do tempo de perda do dente decíduo não são confiáveis se o osso que cobre o dente permanente em desenvolvimento tiver sido destruído por infeção. Nessa situação, a emergência do dente permanente é geralmente acelerada. Se houver osso cobrindo as coroas, pode-se prever prontamente que a erupção não ocorrerá por muitos meses; a inserção de um aparelho de manutenção de espaço é indicada. Uma orientação para prever a erupção é que os pré-molares em erupção normalmente precisam de 4 a 5 meses para se moverem através de 1 mm de osso, conforme medido numa radiografia de mordida.

4. Sequência da erupção dos dentes - O dentista deve observar a relação dos dentes em desenvolvimento e em erupção adjacentes ao espaço criado pela perda prematura de um dente. Uma situação semelhante existe se o primeiro molar primário tiver sido perdido prematuramente e o incisivo lateral permanente estiver num estado ativo de erupção. A erupção do incisivo lateral permanente resulta frequentemente num movimento distal do canino primário e numa invasão do espaço necessário para o primeiro pré-molar. Esta condição é frequentemente acompanhada por um deslocamento da linha média em direção à área da perda. Na arcada mandibular, pode ocorrer uma "queda" do segmento anterior e pode resultar num aumento da sobremordida.

5. Atraso na erupção do dente permanente - Observa-se frequentemente um atraso na erupção de cada dente permanente
no seu desenvolvimento e, consequentemente, na sua erupção. Não é raro observar-se parcialmente
dentes permanentes impactados ou um desvio no trajeto de erupção que resultará numa erupção anormalmente atrasada. Em casos deste tipo, é geralmente necessário extrair o dente primário, construir um mantenedor de espaço e permitir que o dente permanente erupcione e assuma a sua posição normal.

6. Ausência congénita do dente permanente - Se os dentes permanentes estiverem ausentes de forma congénita, o dentista deve decidir se mantém o espaço durante muitos anos até que um substituto fixo possa ser fornecido ou se permite que o espaço feche.

INDICAÇÕES PARA A MANUTENÇÃO DO ESPAÇO

- Quando o espaço disponível for suficiente para o sucessor permanente e faltarem mais de 6 meses para o surgimento do sucessor permanente, recomenda-se a manutenção do espaço.

- Quando o sucessor permanente está em falta mas o paciente tem uma oclusão perfeita, deve ser mantido espaço para evitar perturbações oclusais e permitir um futuro implante ou prótese parcial fixa.

- Quando a hipodontia numa arcada causa constrição e deficiência no comprimento da arcada e existe mordida cruzada, deve ser mantido espaço para preservar o comprimento da arcada para uma melhor relação entre as arcadas.

- Se o espaço já diminuiu um pouco e não é suficiente para o dente sucessor, mas a avaliação geral da arcada indica um comprimento adequado da arcada, a manutenção do espaço é suficiente.

CONTRA-INDICAÇÕES

- Quando o espaço não é suficiente para o sucessor permanente
- Quando o espaço é suficiente mas a análise do espaço indica uma deficiência no comprimento total do arco
- Quando não existe um sucessor permanente mas a análise global do espaço no arco indica a necessidade de encerramento do espaço
- Quando a dentição primária é muito espaçada
- Quando a perda de espaço não é previsível
- Quando se espera que o dente seguinte irrompa em menos de 6 meses
- Quando os molares opostos estão bloqueados numa relação desejável e estável

MANTENEDORES DE ESPAÇO

O termo mantenedor de espaço foi cunhado por JC Brauer em 1941. **Boucher** define-o como um aparelho fixo ou amovível concebido para preservar o espaço criado pela perda prematura de um dente primário ou de um grupo de dentes. A maneira mais segura de prevenir futuras más oclusões decorrentes da perda de dentes é colocar um mantenedor de espaço eficaz e durável **(Choonara, 2005)**.

A principal função dos aparelhos mantenedores de espaço é orientar a erupção da nova dentição num espaço adequado para evitar impactação, apinhamento ou supra-erupção. O dentista pediátrico desempenha um papel fundamental na seleção do mantenedor de espaço adequado com base na condição clínica, na manutenção da higiene oral e na cooperação do doente.

REQUISITOS DO RESPONSÁVEL PELA MANUTENÇÃO DO ESPAÇO

- Deve manter todo o espaço disponível mesiodistal criado pela perda prematura de dentes decíduos

- Deve evitar a sobreerupção do dente oposto

- Não deve irritar ou danificar os tecidos orais

- Deve assegurar a função mastigatória

- Deve melhorar a estética dos dentes anteriores

- Deve contribuir para o desenvolvimento da fala das crianças

- Deve controlar a função anormal da língua

- Não deve inibir ou desviar as alterações normais do crescimento

- Deve ser suficientemente forte para resistir às forças funcionais

- Não deve exercer uma tensão excessiva sobre os dentes opostos

- Deve permitir a manutenção da higiene oral

CLASSIFICAÇÃO DOS MANTENEDORES DO ESPAÇO

Segundo Hitchcock (1973)

- Removível, fixo ou semi-fixo
- Com bandas ou sem bandas
- Funcional ou não funcional
- Ativo ou passivo
- Certas combinações dos itens acima

Segundo Raymond C. Thurow (1978)

- Amovível
- Arco completo-Arco lingual-Ancoragem extra oral
- Dente individual

De acordo com Hinrichsen (1962)

Mantenedores de espaço fixo

Classe -I a) Tipos não funcionais-

      Tipo de barra

      Tipo de laço

(b) Tipos funcionais-

      Tipo de pôntico

      Tipo de arco lingual

Classe-II Tipo cantilever-

      Sapato distal

Banda e laço

Mantenedores de espaço amovíveis

Próteses parciais acrílicas

Os mantenedores do espaço fixo incluem: -:

Unilateral

- Faixa e laço

- Coroa e laço

- Sapato distal

Bilateral:

- Arco lingual

- Arco de suporte palatino de Nance

- Arco transpalatal

Os MANUTENÇÃO DO ESPAÇO REMOVÍVEL incluem-:

Mantenedores de espaços funcionais

Mantenedor de espaço não funcional

INDICAÇÕES DE MANTENEDORES DE ESPAÇO AMOVÍVEIS

- No caso da estética
- Quando o dente do pilar não suporta o aparelho fixo
- Em pacientes com fissura, para defeitos palatais
- Quando a radiografia mostra que o dente vai erupcionar em mais de 5 meses
- Perda múltipla de dentes decíduos que pode exigir uma substituição funcional sob a forma de prótese

CONTRA-INDICAÇÕES

- Pacientes que não cooperam
- Doentes alérgicos ao acrílico
- Doentes epilépticos com convulsões não controladas

VANTAGENS DOS SISTEMAS AMOVÍVEIS DE MANUTENÇÃO DO ESPAÇO-:

- Fácil de limpar, permitindo a higiene oral
- Mantém a altura vertical
- Permite a circulação sanguínea nos tecidos moles
- Mastigação
- Estética
- Fonética
- Estimulação da erupção dos dentes permanentes
- Sem necessidade de construção de bandas

DESVANTAGENS DOS APARELHOS DE MANUTENÇÃO DE ESPAÇO AMOVÍVEIS-:

- Pode partir-se ou perder-se
- Pacientes que não cooperam
- Pode causar irritação nos tecidos subjacentes
- Pode limitar o crescimento do maxilar se forem adicionados grampos

VANTAGENS DOS MANTENEDORES DE ESPAÇO FIXOS

- Manipulação fácil
- Não interfere com a erupção do dente adjacente.

- Os dentes permanentes sucessivos são bem guiados para as suas posições.
- Podem ser utilizados para pacientes que não colaboram com o aparelho, devido a perda, quebra ou não utilização do mesmo.
- O crescimento da mandíbula não é prejudicado.

DESVANTAGENS DO MANTENEDOR DE ESPAÇO FIXO

- Podem resultar na descalcificação do material dentário sob as bandas.
- É necessária uma instrumentação elaborada com conhecimentos especializados.
- Pode ocorrer a supra-erupção do dente oposto
- O controlo dentário para deteção de cáries não é fácil
- Interferência com a erupção sucessora
- Movimento dentário indesejável
- Inibição do crescimento do osso alveolar
- Impacto dos tecidos moles
- Dor.

Posterior Space Maintenance—Pathways of Care

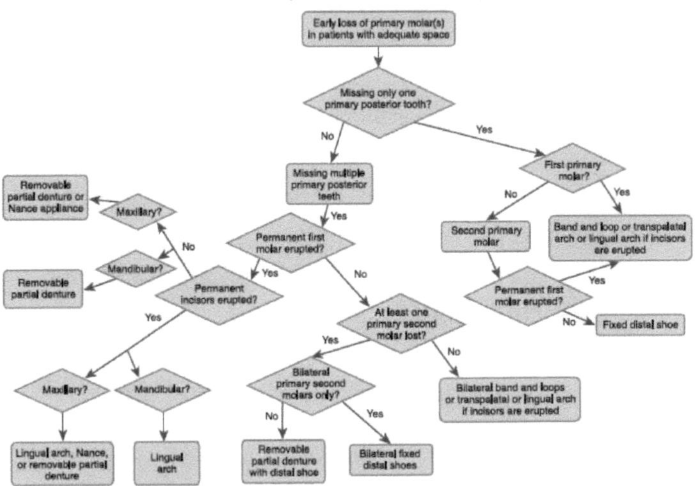

MANTENEDORES DE ESPAÇO FIXO

Boucher define o mantenedor de espaço como um aparelho fixo ou amovível concebido para preservar o espaço criado pela perda prematura de um dente primário ou de um grupo de dentes. Os mantenedores de espaço que são fixados ou encaixados na superfície do dente são chamados de mantenedores de espaço fixos. Os aparelhos fixos de manutenção de espaço incluem adaptações de bandas e fabrico de aparelhos com a ajuda de armamento específico. Existem certos passos que devem ser seguidos para obter um mantenedor de espaço fixo.

ARMAMENTÁRIO NECESSÁRIO

- Alicate de separação - O alicate de separação ou o alicate de colocação de separadores é feito de aço inoxidável com uma ação de mola para trás. É utilizado para alargar separadores elásticos ou anéis de separação antes de os posicionar interdentalmente.

- Tesouras de corte de cintas - As tesouras são rectas ou curvas. São feitas de aço especialmente endurecido e são utilizadas para cortar bandas metálicas finas ou material de bandas.

- Assento de banda - Os assentos de banda estão disponíveis em várias formas e são geralmente feitos de plástico de alto impacto ou madeira. A superfície de mordedura é geralmente de estanho. A sua forma é redonda ou triangular com um acabamento de superfície serrilhado. O paciente é instruído a morder a superfície com a ponta da incrustação de estanho apoiada na saliência ou na borda da banda.

➤ Empurrador de bandas Mershon - O empurrador de bandas é utilizado para empurrar as bandas de modo a assentá-las e/ou adaptá-las ao contorno exato dos dentes. Um punho oco de forma anatómica permite que a banda

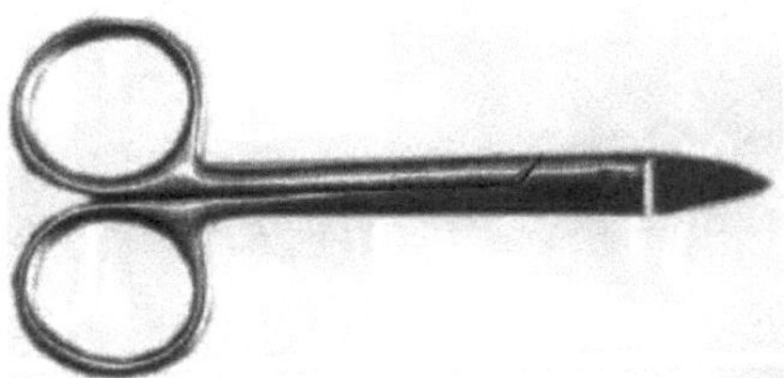

FIG. 1 - TESOURA DE CORTE DE FITA

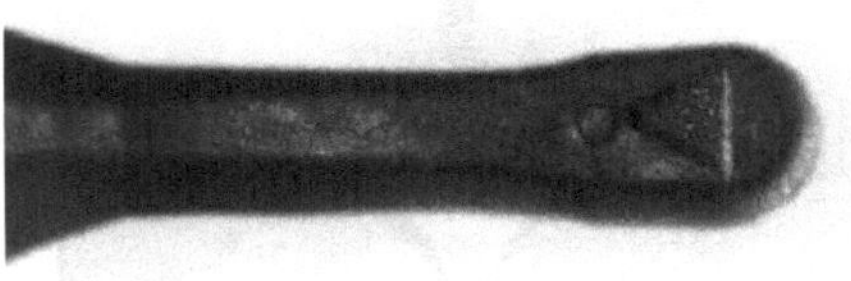

FIG. 2 - BANCO DE BANDA

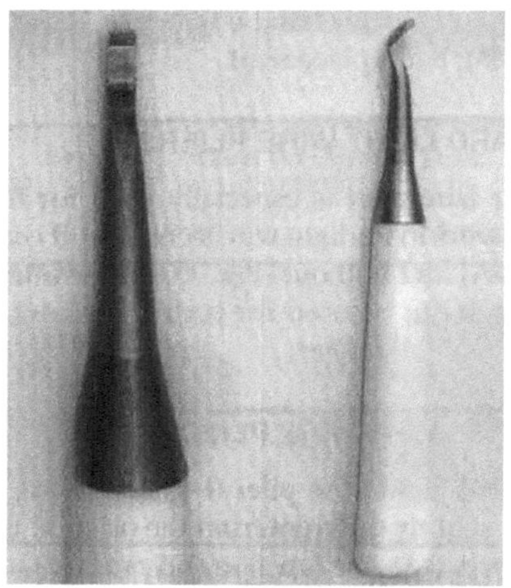

FIG-3 EMPURRADOR DE BANDA MERSHON

FIG 1,2,3- Livro de texto de ortodontia - 2nd edição de Gurkeerat singh, pp 405

O empurrador é leve e a ponta retangular serrilhada permite uma boa transferência de força ao posicionar as bandas.

- ➢ Alicate de contorno Johnson - O alicate é ideal para contornar e adaptar bandas ou coroas. Pode ser utilizado para recontornar os bordos da banda que, por vezes, ficam dobrados durante a colocação da banda.

- ➢ Alicate De La Rosa - O alicate tem ranhuras de guia para formar arcos redondos e quadrados com diâmetros de 0,016", 0,018", 0,020" e 0,022". Ajuda a acentuar a curvatura do fio do arco.

- ➢ Alicate universal Weingart - O alicate Weingart é utilizado para posicionar o arco e dobrar as extremidades do arco. Tem pontas serrilhadas fechadas com precisão. É capaz de dobrar fios duros até um diâmetro de 0,5 mm / 0,020".

> Os alicates Howe são principalmente de dois tipos: rectos ou curvos.
>   - Alicate reto Howe - São alicates utilitários com pontas longas e delgadas que protegem os lábios. São utilizados para segurar os fios. O desenho especial da ponta torna estes alicates também adequados para assentar bandas anteriores individuais.
>   - Alicate Howe curvo - São também alicates utilitários com pontas longas, finas e curvas, que aumentam a sua eficácia em zonas posteriores. As pontas são curvadas a 40° para melhor acesso.

> Alicate de remoção de bandas - Existem alicates de remoção de bandas anteriores e posteriores. São utilizados para remover bandas metálicas. A cabeça de plástico assenta sobre a superfície oclusal do dente e a superfície da ponta afiada fica abaixo do contorno gengival da banda. A pressão exercida nas pegas faz com que a banda se solte do dente.

> Pinça Mosquito - A pinça Mosquito é utilizada para colocar ligaduras elásticas e apertar o fio de ligadura à volta dos brackets.

> Alicate de Adão - É utilizado no fabrico do fecho de Adão e tem dois bicos rectangulares lisos.

> Alicate de três pontas - O alicate de três pontas tem três pontas alinhadas com precisão, o que garante dobras consistentes. É capaz de dobrar fios até um diâmetro de 0,030".

MATERIAIS DA BANDA

As bandas são acessórios metálicos que são cimentados a dentes individuais e fornecem um local para a fixação de outros auxiliares, como tubos bucais. Estes auxiliares podem ser soldados ou unidos às bandas. As bandas podem ser fabricadas por medida para cada dente ou seleccionadas a partir dos vários tamanhos disponíveis no mercado para diferentes dentes.

FORMAS DE BANDAS UTILIZADAS:
- ➢ Faixas personalizadas
- ➢ Faixas pré-fabricadas

TAMANHOS DOS MATERIAIS DE BANDA UTILIZADOS
- ➢ Anteriores:0,003*0,125*2 polegadas
- ➢ Bicúspides:0,004*0,150*2 polegadas
- ➢ Molares primários:0,005*0,180*2 polegadas
- ➢ Molares permanentes:0,006*0,180*2 polegadas

COMPOSIÇÃO DO MATERIAL DA BANDA
Ferro - 60-78 %

Crómio - 13-25 %

Silício - 0-2 %

Níquel - 5-14 %

Manganês - 0-4 %

Carbono - 0-1 %

Oligoelementos -0,08%

FIO DE AÇO INOXIDÁVEL

Foi introduzido em 1929 por Wilkinson. Constituiu a base da maioria dos fios ortodônticos. A sua rigidez e resiliência foram de grande importância. O aço inoxidável foi obtido pela adição de crómio ao ferro sob pressão. O tipo austenítico é o mais utilizado em medicina dentária.

Composição dos fios de aço inoxidável

Ferro-71 %

Crómio-18%

Níquel-08%

Carbono inferior a 0,2%

Os fios de aço inoxidável com diâmetros de 0,032, 0,036 e 0,038 e 0,040 polegadas são mais frequentemente utilizados no fabrico de mantenedores de espaço fixos.

VANTAGENS

1. Elevada rigidez
2. Elevada resistência ao escoamento - 1400MPa aproximadamente.
3. Elevada resiliência
4. Boa formabilidade
5. Boa estabilidade ambiental
6. Boa capacidade de união
7. Retorno de mola adequado
8. Biocompatível
9. Resistente à corrosão
10. Económico.

DESVANTAGENS

1. Mola inferior para trás.
2. Elevado módulo de elasticidade.
3. São necessárias activações mais frequentes para manter os mesmos níveis de força.

ETAPAS ENVOLVIDAS NA ADAPTAÇÃO DA BANDA

Etapa I

> A separação dos dentes adjacentes pode ser conseguida utilizando separadores durante um período de 2 a 7 dias, dependendo do separador utilizado.

Etapa II

> A seleção do material da banda é fundamental. O material de banda mais fino em largura é utilizado para dentes anteriores (0,010 x 3,80 mm) e o material de banda mais grosso em largura é utilizado para pré-molares (0,12 x 4,55 mm) e molares (0,15 x 4,55 mm).

Etapa III

> Apertar a banda - O material da banda de comprimento adequado é cortado e soldado nas extremidades.

> A banda é adaptada à volta dos dentes usando um empurrador de banda e apertada usando o alicate de apertar banda ou um alicate Howe.

> A banda comprimida é removida do dente e soldada perto das extremidades comprimidas.

> O material extra da banda é cortado e dobrado na direção distal e soldado.

> As margens são alisadas e o contorno gengival é efectuado nas margens gengivais mesial e distal utilizando uma pedra dentária.

Etapa IV

> Obtenção de impressões e preparação de moldes

Etapa V

> Soldadura e soldadura - Os acessórios podem ser soldados ou fixados por soldadura e a fixação dos acessórios é efectuada.

Etapa VI

➢ Acabamento e polimento

Etapa VII

➢ A cimentação da banda pode ser efectuada com qualquer um dos cimentos de cimentação. É essencial um controlo adequado da humidade durante a cimentação.

➢ O excesso de cimento pode ser removido com um explorador após a colocação inicial do cimento de cimentação.

RECOLHA DE IMPRESSÕES E PREPARAÇÃO DE MOLDES

Após a adaptação da banda, o próximo passo é fazer uma impressão de um quarto de arco da banda e da área dentária adjacente ou área edêntula com um material de impressão apropriado, ou seja, alginato ou composto. O material de impressão de alginato é a escolha preferida.

Vantagens do material de alginato

- Fácil de manipular
- São capazes de deslocar o sangue e a saliva
- São compatíveis com a pedra, pelo que é fácil verter e retirar o molde

Quando se utiliza material de moldagem de alginato, utiliza-se uma moldeira perfurada A moldeira perfurada permite que o material flua e evita a distorção quando é removido. Depois de feita a moldagem, a banda é cuidadosamente removida com um removedor de bandas e é colocada e estabilizada na moldagem nas posições correctas. A banda é estabilizada com a ajuda de ganchos, agrafos, cera adesiva ou fios ortodônticos. A impressão é então vertida em gesso dentário com a banda no sítio.

SOLDADURA E SOLDAGEM

A soldadura é definida como a união de metais através da fusão de metal de adição entre eles a uma temperatura inferior à temperatura de solidificação dos metais que estão a ser unidos e inferior a 450 graus Celsius. **(American National Standards Institute).** É constituída por metal de base, fluxo ou anti-fluxo e um material de soldadura. São utilizadas soldas de prata de baixa fusão com uma temperatura de soldadura entre 620 e 655 graus Celsius. São utilizados fluxos de flúor. Os fluxos de fluoreto, como os fluoretos de potássio, são utilizados em ligas de metais de base e são normalmente combinados com boratos. Ajudam a dissolver os óxidos mais estáveis de crómio, níquel e cobalto. A fonte de calor mais comummente utilizada é uma tocha de gás-ar ou gás-oxigénio. A chama deve fornecer calor suficiente não só para fundir o metal de adição, mas também para compensar a perda de calor para o meio envolvente. Assim, a chama deve ter não só uma temperatura elevada, mas também um elevado teor de calor. Um baixo teor de calor dos combustíveis leva a um tempo de soldadura mais longo e a um maior perigo de oxidação. O aparelho a soldar deve ser mantido a 3 mm de distância da zona redutora. Existem duas técnicas de soldadura, ou seja, a soldadura à mão livre e a soldadura de investimento. A técnica de soldadura à mão livre é preferível à soldadura de investimento.

A soldadura pode ser definida como o processo de fusão de duas ou mais peças metálicas através da aplicação de calor, pressão ou ambos, sem utilizar metal de adição, para produzir uma união localizada entre duas peças **(American National Standards Institute). Os pioneiros da soldadura foram Friel e Mckeag. A soldadura pode ser feita** fazendo passar uma corrente eléctrica através das peças a unir, que são pressionadas uma contra a outra. A soldadura é feita através da passagem de uma corrente eléctrica através das peças a unir. Estas peças são também pressionadas em simultâneo. A resistência do metal ao fluxo da corrente eléctrica provoca um intenso aquecimento localizado e a fusão do metal. O calor e a pressão combinados fundem os metais numa única peça. A soldadura é efectuada num aparelho elétrico de soldadura por pontos. Os fios ou a banda a soldar são colocados entre os dois eléctrodos de cobre do aparelho de soldar. Uma mola flexível ligada ao elétrodo ajuda a aplicar pressão sobre os metais. É utilizado um interrutor manual para acionar o soldador.

CIMENTAÇÃO DO APARELHO

A cimentação do aparelho fabricado pode ser efectuada com qualquer um dos cimentos de cimentação. Um controlo adequado da humidade é essencial durante a cimentação. O excesso de cimento pode ser removido com um explorador após a presa inicial do cimento de cimentação. Alguns dos cimentos de cimentação normalmente utilizados são o fosfato de zinco, o policarboxilato de zinco e os cimentos de ionómero de vidro. O cimento mais utilizado é o cimento de ionómero de vidro devido à sua vantagem de aumentar a resistência, o potencial de libertação de flúor e a propriedade adesiva em relação aos cimentos de silicato.

Alguns dos mantenedores de espaço fixo utilizados rotineiramente são: -:
- Manutenção do espaço da banda e do laço
- Mantenedor do espaço do arco lingual
- Mantenedor do espaço da arcada palatina de Nance
- Mantenedor do espaço do arco transpalatal
- Mantenedor do espaço distal do sapato

FABRICO DO APARELHO

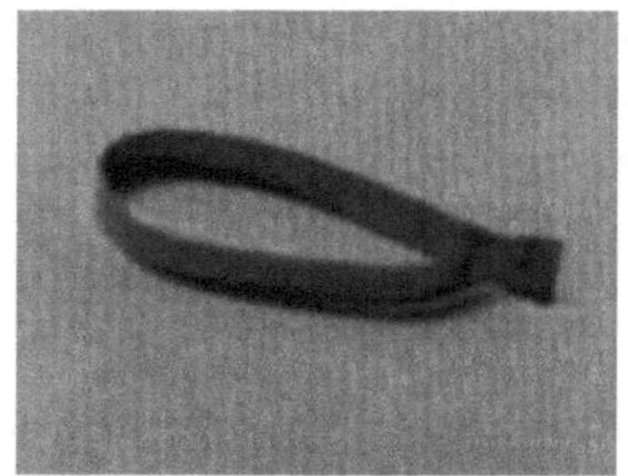

SELECÇÃO DO MATERIAL DA BANDA

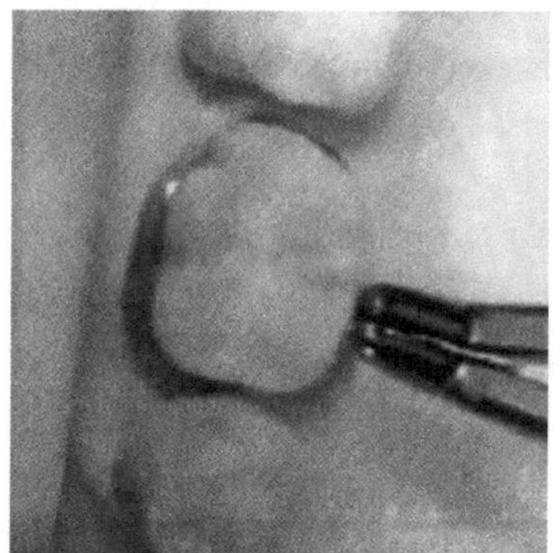

ADAPTAÇÃO DA BANDA

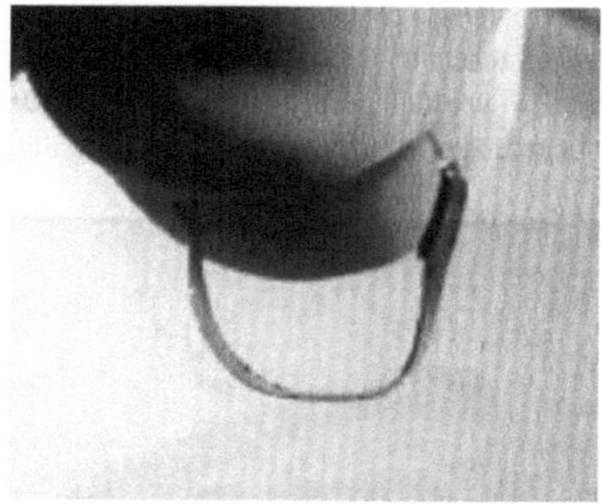

SOLDADURA NAS EXTREMIDADES

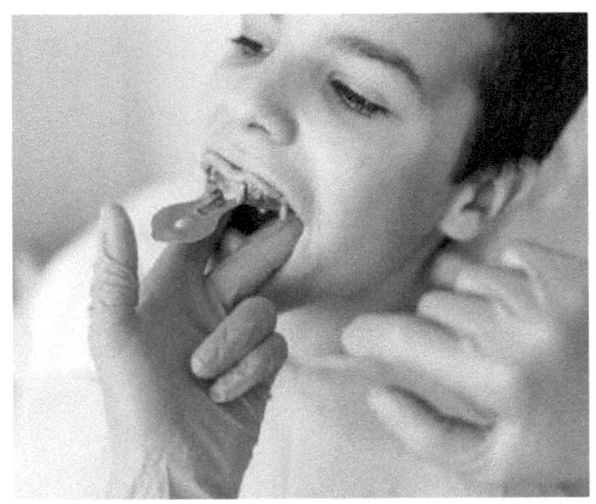

RECOLHA DE IMPRESSÕES

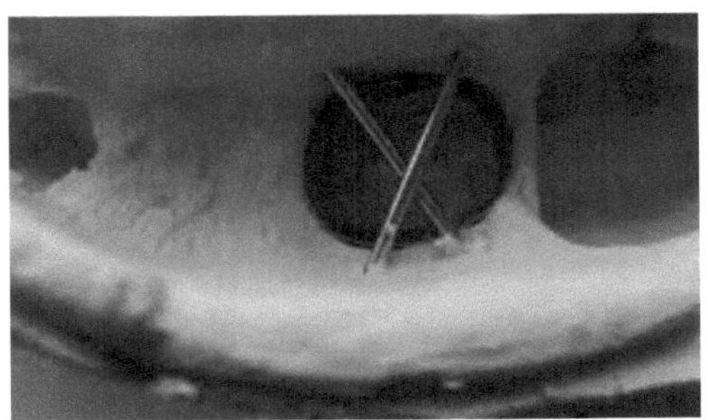

ESTABILIZAÇÃO DA BANDA

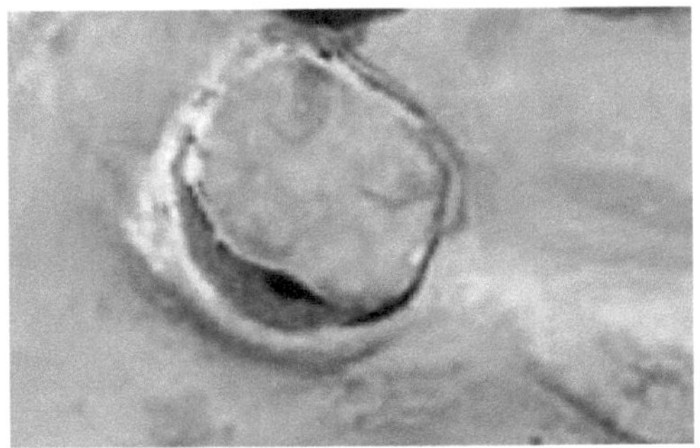

PREPARAÇÃO DO MOLDE

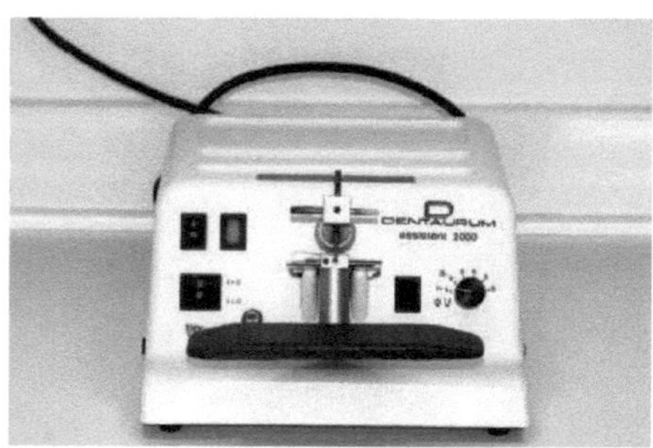

SOLDADOR DE PONTOS

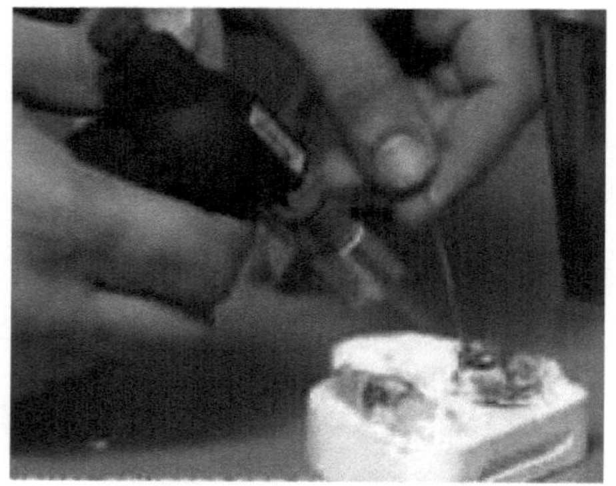

SOLDADURA DO APARELHO

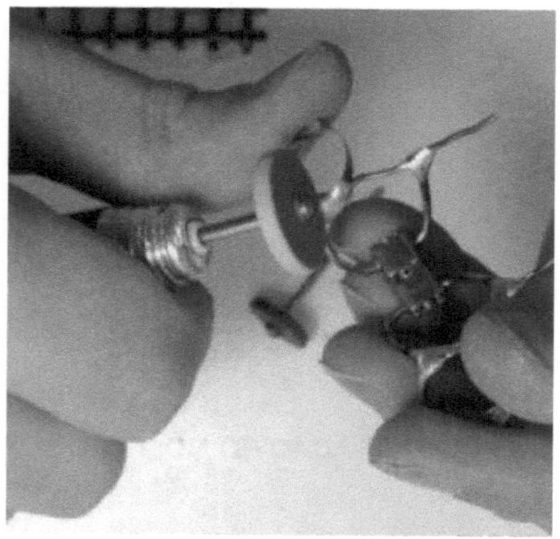

ACABAMENTO E POLIMENTO

PROTECTORES DE ESPAÇO AMOVÍVEIS

Os mantenedores de espaço removíveis são os aparelhos que podem ser removidos e reinseridos na cavidade oral pelo paciente. O uso deste aparelho é indicado quando há perda bilateral de mais de um dente que pode ser prontamente ajustado para permitir a erupção de dentes em ambos os arcos maxilar e mandibular. Os mantenedores de espaço removíveis são muitas vezes a única alternativa, porque não existem dentes pilares adequados e o desenho em cantilever de qualquer outro aparelho é demasiado fraco para suportar as forças oclusais para dois dentes. O mantenedor de espaço removível é uma alternativa aceitável do ponto de vista da simplicidade de construção, dos requisitos funcionais e do custo para o paciente. A retenção e o cumprimento são os dois factores importantes, particularmente durante o período inicial de inserção. As próteses parciais removíveis requerem o ajuste do fecho e a modificação do acrílico para manter uma boa retenção e permitir a erupção dos dentes permanentes subjacentes ou adjacentes. Os mantenedores removíveis podem ser de vários tipos, tais como mantenedores de espaço unilaterais ou bilaterais, para o segmento posterior ou anterior e mantenedores de espaço funcionais ou não funcionais.

CLASSIFICAÇÃO DOS MANTENEDORES ESPACIAIS (BRAUER) -

Classe 1: maxilar posterior unilateral.
Classe 2: Mandíbula posterior unilateral.
Classe 3: maxilar posterior bilateral.
Classe 4: Mandíbula posterior bilateral.
Classe 5: maxilar bilateral anterior posterior.
Classe 6: Mandíbula bilateral anterior posterior.
Classe 7: Uma ou mais primárias de anteriores permanentes.
Classe 8: Primário completo

INDICAÇÕES-

-Quando a estética é de importância primordial.

- Quando os dentes do pilar não suportam um aparelho fixo.

- Num doente com fenda palatina.

- Quando a criança tiver atingido a idade mental de 2 anos e meio.

- Quando os dentes permanentes não estão completamente erupcionados para adaptação de bandas.

- Perda múltipla de um dente decíduo.

CONTRA-INDICAÇÕES

- Falta de cooperação dos pais do paciente.
- Se a criança não tiver atingido a idade mental de 2 anos e meio.
- Se os doentes forem alérgicos a materiais acrílicos.
- Doentes com epilepsia.
- Crianças com possível atividade de cárie.

VANTAGENS:

1. Permite a limpeza dos dentes, mantendo assim a higiene oral.
2. Mantém ou restaura as dimensões verticais.
3. Pode ser utilizado em combinação com outros procedimentos preventivos.
4. Desempenha outras funções importantes como a estética, a fonética e a mastigação.
5. O controlo pós-inserção é fácil.
6. Estimular a erupção do dente subjacente.
7. Não são necessários conhecimentos de construção e elaboração de bandas nem de instrumentação.
8. As alterações podem ser efectuadas sem alterar o aparelho.

DESVANTAGENS:

1. pode ser perdido ou pode ser partido pelo doente.

2. não pode ser utilizado em doentes que não cooperam.

3. o crescimento lateral da mandíbula pode ser restringido se forem incorporados grampos.

4. pode irritar os tecidos moles subjacentes.

CONCEPÇÃO DO APARELHO

- As impressões superiores e inferiores são efectuadas com um material de impressão adequado.
- A impressão é efectuada em gesso dentário e a oclusão é estabelecida nos moldes dentários.
- Os componentes de arame são adicionados para proporcionar resistência e retenção ao aparelho.
- A placa de base é formada por resina acrílica de cura a frio para cobrir a superfície labial e palatina/lingual.

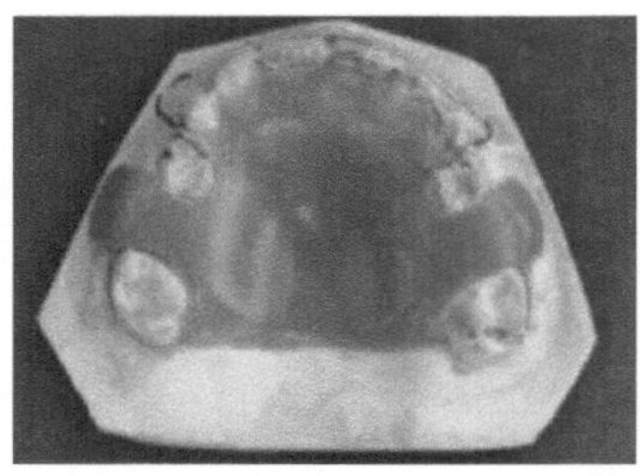

FIG. 1 - MANTENEDOR DE ESPAÇO BILATERAL NÃO FUNCIONAL

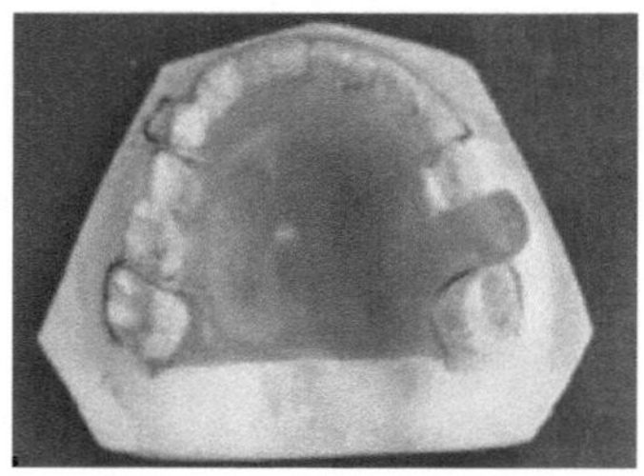

FIG. 2-MANTENEDOR DE ESPAÇO UNILATERAL NÃO FUNCIONAL

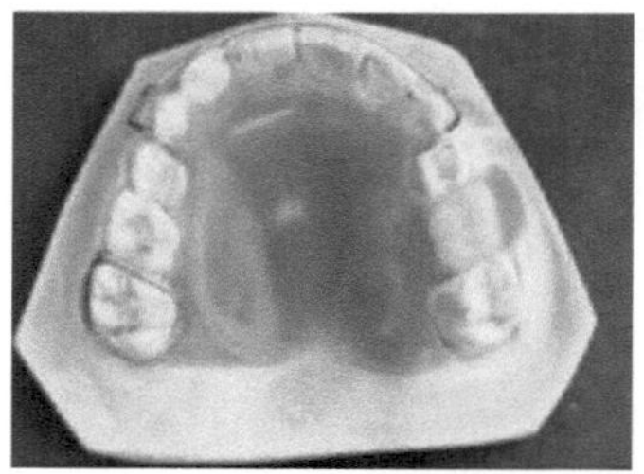

FIG. 3 - MANTENEDOR DE ESPAÇO FUNCIONAL UNILATERAL

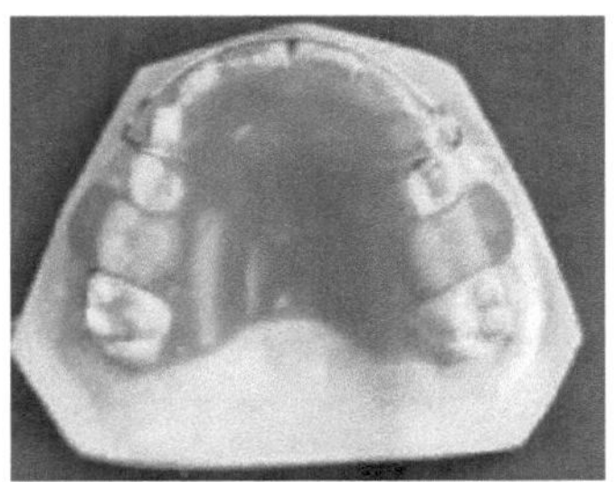

FIG. 4 - MANTENEDOR DE ESPAÇO FUNCIONAL BILATERAL

FIG 1,2,3,4 Livro de texto de dentisteria pediátrica - Nikhil marwah

3rd edição pp 440

CONCLUSÃO

A gestão do espaço é uma parte integrante da ortodontia preventiva. O protocolo de gestão de espaço varia em cada caso, dependendo da perda dentária individual ou da perda dentária múltipla. Também difere tanto para a arcada maxilar como para a mandibular. Estes serão discutidos em pormenor a seguir.

PERDA INDIVIDUAL PERDA DE DENTES DECÍDUOS

Tem sido dada muita atenção à necessidade de colocar mantenedores de espaço quando um dente primário é perdido **(Kisling E 1981).**

Um retentor de espaço é utilizado para manter o espaço após a perda de um único dente e é colocado apenas se as seguintes condições se verificarem:

(I) O sucessor permanente está presente e desenvolve-se normalmente.

(2) O comprimento do arco não diminuiu.

(3) O espaço do qual o dente foi perdido não diminuiu.

(4) A interdigitação molar ou cúspide não foi afetada pela perda.

(5) Existe uma previsão favorável da Análise da Dentição Mista.

* Não há qualquer razão para inserir um mantenedor de espaço se o sucessor permanente estiver ausente.

* Não se deve manter 4 mm de espaço para um dente que se sabe ter 7 mm de largura. O tipo de mantenedor de espaço a ser utilizado depende do local da perda e da preferência do operador.

NO CASO DOS INCISIVOS PRIMÁRIOS

> Observa-se a perda múltipla de incisivos devido a cáries ou a traumatismos enquanto a criança está a aprender a ficar de pé

ou a andar. Por vezes, os mantenedores de espaço não são necessários para o tratamento. No entanto, esta não é uma regra rígida.

➢ Antes de os dentes permanentes se terem desenvolvido o suficiente para manter as dimensões da arcada, a perda de um incisivo primário pode resultar num rápido encerramento do espaço. Nas crianças em que é provável que ocorra perda de espaço, um pôntico de compósito de condicionamento ácido não só serve para manter o espaço como também ajuda a estética.

➢ Os aparelhos de manutenção de espaço para incisivos primários são menos susceptíveis de serem necessários se o dente primário tiver sido perdido depois de a criança ter 4 anos de idade.

NO CASO DE CÚSPIDES PRIMÁRIAS

➢ Embora as cúspides primárias possam ser removidas prematuramente devido a cáries, a erupção de grandes incisivos permanentes é a causa mais frequente da sua perda indesejada.

➢ Frequentemente, um incisivo lateral grande irrompe lingualmente em relação aos incisivos centrais da mandíbula na sua posição eruptiva normal, mas devido ao seu grande tamanho não há espaço para ele na arcada. A combinação da força eruptiva e da pressão da língua "força o incisivo lateral contra a raiz da cúspide primária. A reabsorção da raiz da cúspide primária é provável, particularmente se as cúspides não puderem mover-se labial e distalmente.

➢ A perda unilateral de uma cúspide primária mandibular coloca um problema especial, uma vez que a linha média dentária pode ser rapidamente deslocada. O resultante desvio mesial unilateral dos dentes complica e estabiliza a assimetria. Deve considerar-se a extração imediata do outro canino primário e aconselha-se uma monitorização atenta das sequelas subsequentes.

- ➢ Na **arcada mandibular**, o perímetro da arcada pode ser encurtado a partir da frente, uma vez que os lábios podem inclinar os incisivos permanentes para lingual, fazendo com que percam os seus batentes oclusais e aumentando o overjet e a sobremordida após a perda prematura das cúspides primárias. Como resultado, as cúspides permanentes mandibulares em erupção podem mover-se anteriormente através das raízes dos incisivos laterais, emergindo finalmente em labioversão. Se outros dentes posteriores também se deslocam anteriormente, é mais difícil corrigir o mau posicionamento da cúspide. A melhor maneira de evitar esse mau posicionamento do canino é prevenir a inclinação lingual dos incisivos com um aparelho como um fio lingual bem adaptado. Não inclinar os incisivos inferiores para a vestibular com qualquer aparelho neste momento, a não ser que os esteja a verticalizar cuidadosamente a partir de uma posição de linguoversão.

- ➢ Na **arcada superior**, *o* problema é semelhante, mas a variação na sequência de erupção e a posição da cúspide permanente aumentam suas chances de movimentação labial. A arcada superior é mais propensa a encurtar posteriormente, mas também há maior chance de movimentação ortodôntica distal do primeiro molar permanente, para que haja espaço na arcada para melhor posicionamento das cúspides e pré-molares.

NOS PRIMEIROS MOLARES PRIMÁRIOS

- ➢ Na maioria dos casos, a perda do primeiro molar primário não é tão grave como a perda do segundo molar primário. A gravidade do problema depende da sequência de erupção dos dentes seguintes, da intercuspidação dos molares e, mais importante ainda, da idade dentária do paciente. A perda do perímetro do arco é mais provável de ocorrer quando o primeiro molar primário é perdido precocemente (FIG. 1). Também pode ocorrer quando as cúspides dos molares permanentes são pouco profundas ou quando existe uma relação molar de ponta a ponta combinada com uma sequência de erupção desfavorável. Muitos tipos de aparelhos de manutenção de espaço foram concebidos para manter o espaço nesta região, mas não inserem um aparelho que bloqueie a posição da cúspide primária (FIG 2), que deve ter a possibilidade de se mover para vestibular e um pouco para distal.

➤ Após a perda de um primeiro molar primário, pode-se inserir uma placa removível ou um arco lingual se forem esperados outros problemas de espaço nessa arcada. Se o perímetro não estiver ameaçado, pode ser colocado um aparelho de manutenção de espaço unitário, por exemplo, uma coroa de aço inoxidável pré-formada no segundo molar primário com uma ansa a envolver a cúspide.

NOS SEGUNDOS MOLARES DECÍDUOS

➤ As perdas mais rápidas no perímetro da arcada devem-se normalmente a uma inclinação mesial e à rotação do primeiro molar permanente após a remoção do segundo molar primário.

➤ Quando este dente for perdido, manter sempre o espaço até à chegada do segundo bicúspide.

➤ Antes de colocar qualquer aparelho para manter o espaço do segundo molar primário, determinar que não se perdeu espaço. Nunca colocar um aparelho de manutenção de espaço quando a recuperação de espaço é indicada.

➤ Se o primeiro molar permanente tiver erupcionado completamente, o mantenedor de espaço pode consistir numa forma de coroa de aço inoxidável pré-formada ou numa banda no primeiro molar primário com um laço de arame para encaixar o primeiro molar permanente ou um laço semelhante mantido no lugar por compósito. O primeiro molar permanente pode ser ligado com uma banda e o suporte colocado mesialmente para encaixar na superfície distal do primeiro molar primário. As sobreposições ou formas de coroa para os primeiros molares permanentes são contra-indicadas porque impedem a erupção do dente até à altura total da coroa clínica.

- ➢ Se o primeiro molar permanente ainda não tiver irrompido, pode ser utilizado o aparelho de manutenção do tipo bloco acrílico de extremidade livre.
- ➢ O "sapato" antiquado, estendido distalmente, que engatava o primeiro molar permanente em erupção submucosa, está contraindicado por ser anti-higiénico e inflexível.

Perda múltipla de dentes decíduos.

- ➢ Quando se perdem vários dentes decíduos, o perímetro da arcada é encurtado e é indicado recuperar a não manutenção. Por vezes é necessário extrair mais do que um dente primário na mesma consulta. Se tal for necessário, é melhor colocar o aparelho no próprio dia em que os dentes são removidos. Um arco lingual ou um aparelho de manutenção de espaço múltiplo em acrílico são adequados. Não é necessário moldar estruturas elaboradas e esculpir meticulosamente os padrões oclusais para as "próteses parciais primárias". Um bloco de acrílico para proporcionar uma superfície de oclusão suave, manter a altura vertical e evitar a extrusão dos dentes opostos será suficiente. Muitos destes aparelhos nem sequer necessitam de grampos. De facto, os entalhes oclusais ou os pônticos de acrílico podem interferir com a esfoliação normal dos dentes decíduos e com a colocação eruptiva natural dos dentes permanentes.
- ➢ A dentição mista é uma entidade dinâmica e em rápida mudança, pouco adequada à aplicação da abordagem protética estática tão bem sucedida em adultos idosos.
- ➢ Os aparelhos utilizados na dentição mista não devem inibir nem desviar as alterações de crescimento que estão a ocorrer. A conceção de qualquer aparelho depende da situação individual.

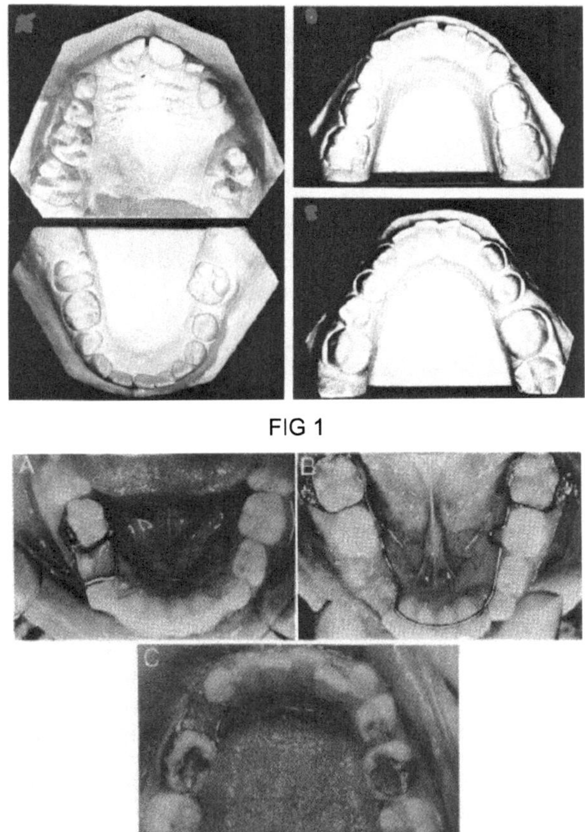

FIG 1

FIG 2

GESTÃO DO ESPAÇO

SIGNS AND SYMPTOMS	MAINTENANCE	REGAINING	SUPERVISION	DISCREPANCY
1. Early loss of primary teeth	Yes	Yes	No	No
2. Loss of space in arch	No	Yes	No	No
3. Favorable Mixed Dentition Analysis	Yes	Yes	?	No
4. Active therapy	No	Yes	Yes	No
5. Complete banding of teeth	No	No	?	Yes
6. Good prognosis	Yes	Yes	?	*

O desenvolvimento da dentição é um processo que ocorre de forma organizada, sob o controlo de factores genéticos e ambientais, desde a dentição decídua, passando pela fase de transição, até à dentição permanente, resultando numa oclusão funcional, estética e estável. Assim, a perda prematura dos dentes decíduos requer uma atenção cuidada durante o desenvolvimento da dentição. Existem vários métodos envolvidos no procedimento. Por isso, o título "TRATAMENTO ANTES DO DANO (ORTODONTIA PREVENTIVA).

BIBLIOGRAFIA

1. Agarwal T, Agarwal N 2020, "Um Mantenedor de Espaço Removível Modificado para Dentição Comprometida de Crianças: A Case Series", *International Journal of Clinical Pediatric Dentistry*, Vol. 13, no. 6, pp. 722-4.

2. American Academy on Pediatric Dentistry Clinical Affairs Committee-Developing Dentition Subcommittee e American Academy on Pediatric Dentistry Council on Clinical Affairs 2008, 'Guideline on management of the developing dentition and oclusion in pediatric dentistry', *Pediatric dentistry*, Vol. *30*, no. 7, pp. 184-95.

3. Baume CJ, 1950 "Physiological tooth migration and its significance for the development of occlusion. The biogenetic course of deciduous dentition", *Journal of Dental Research*, vol. 6, no. 29, pp. 331-7.

4. Beemer RL, Ferracane JL, Howard HE 1993, 'Retenção de banda ortodôntica em coroas de aço inoxidável de molares primários', *Odontopediatria*, Vol. 15, no. 6, pp. 408-13.

5. Biederman, W 1962, 'Etiology and treatment of tooth ankylosis' *American Journal of Orthodontics*, vol. 48, no. 9, pp. 670-84.

6. Björk, A 1963, "Variations in the growth pattern of the human mandible: longitudinal radiographic study by the implant method" *Journal Of Dental Research*, vol. 4, no. 42, pp. 400-11.

7. Bora GH, Langthasa M, Das SJ 2020, "Space maintainers: a boon in preventive orthodontics", *International Journal of Current Research*, Vol. 12, no. 10, pp. 14537-41.

8. Brothwell DJ 1997, 'Guidelines on the use of space maintainers following premature loss of primary teeth' , *Journal of American Dental Association*, Vol. 63, no. 10, pp. 753- 64.

9. Bryant, Donnelly, LR 2011, 'The relationship of perceived oral health, body image and social interactions among institutionalized

elders' (*Dissertação de doutoramento, University of British Columbia*), pp 351-5.

10. Contemporary Orthodontics 4th edição de William R. Profitt, Henry W. Fields e David M. Sarver

11. Chawla, HS, Kaur, P e Shamsudheen, M 1985, 'Modified space maintainers' *Journal of the Indian Society of Pedodontics and Preventive Dentistry*, Vol. 3, no. 1, pp. 48-9.

12. Choonara SA 2005, 'Orthodontic space maintenance--a review of current concepts and methods', *International Journal of Clinical Pediatric Dentistry* , Vol. 60, no. 3, pp. 113 -7.

13. Cobourne, MT e DiBiase, AT 2015, "Handbook of Orthodontics", pp. 491-500.

14. Croll TP 1980, 'An adjustable intraalveolar wire for distal extension space maintenance: a case report", *Journal of Clinical Pediatric Dentistry*, vol. 4, pp. 347-53.

15. Croll TP, Johnson R 1980, 'The stainless steel crown, welded sheath, and wire loop for posterior space maintenance' *The American Academy of Pediatric Dentistry*, Vol. 2, no. 1, pp. 56-8.

16. Croll TP, Sexton TC, "Manutenção do espaço de extensão distal: uma nova técnica". *Quintessence International*, Vol. 19, no. 8, pp. 1075-80.

17. Dawson, PE 2006, "Functional oclusion: from TMJ to smile design", *Elsevier Health Sciences*, pp. 45-9.

18. Eshghi A, Tayaran S, Mosleh H 2018, 'A Longevidade dos Mantenedores de Espaço Fixo de Banda e Laço e Pôntico-Coroa em Crianças de 4 a 7 Anos: A Randomized Controlled Trial", *Dental Hypotheses*, Vol. 9, pp. 90-5.

19. Field, MJ ed 1995, 'Dental education at the crossroads: challenges and change', pp. 5-6.

20. Fields HW 2000, 'Treatment of orthodontic problems in preadolescent children' *Contemporary Orthodontics*, 3rd ed St Louis, Mo: Mosby Year Book, pp. 417-523.

21. Gegenhimer R, Donly KJ 1992, 'Distal shoe: a cost-effective maintainer for primary second molars', *Pediatric Dentistry*, vol 14, pp 265-9.

22. Gerber WE 1964, "Facile space maintainer", *Journal of American Dental Association*, vol. 69, pp. 691-4.

23. Graber, TM, Eliades, T e Athanasiou, AE 2004, "Risk management in orthodontics: expert's guide to malpractice", pp. 591-600.

24. Gutierrez, DS e Carugno, P 2023, 'Thumb sucking' In StatPearls, Vol. 4, no. 3, pp. 7-9.

25. Hadi, A, Marius, C, Avi, S, Mariel, W e Galit, BB 2018, "Dentes permanentes anquilosados: incidência, etiologia e directrizes para a gestão clínica", *Medical Dental Research*, vol. 1, n.º 1, pp 1-11.

26. *Handbook of Orthodontics* 4th edição de Robert E. Moyers

27. Hassan R e Rahimah, AK 2007, 'Occlusion, malocclusion and method of measurements-an overview', *Archives of Orofacial Sciences*, vol. 2, no.3, pp. 3-9.

28. Hicks EP 1973, 'Treatment planning for the distal shoe space maintainer', *Dental Clinics of North America*, vol. 17, pp. 135-50.

29. Hiremath, S and Jairaj, A 2017, 'Cu-sil denture-A space maintainer for function-in paediatric patients', *Journal of Clinical Pediatric Dentistry*, Vol. 11, no. 3, pp. 09-13

30. Kerr, WJS, 1992, "Aspects of the Aetiology and Treatment of Malocclusion", Universidade de Glasgow (Reino Unido), pp.8-17.

31. Kisling, E 1979, "Perda prematura de dentes decíduos. Part III; Drifting patterns for different types of teeth after loss of adjoining teeth" *Journal of Clinical Pediatric Dentistry* , Vol. 46, pp. 34-8.

32. Kupietzky, A and Tal, E, 2007 'O arco transpalatino: uma alternativa ao aparelho de Nance para a manutenção do espaço', *Pediatric Dentistry*, Vol. 29, no. 3, pp. 235-8.

33. Laing E, Ashley P, Naini FB, Gill DS 2009, 'Space maintenance' *International Journal of Clinical Paediatric Dentistry* , Vol. 19, no. 1, pp. 552-8.

34. Lal SJ, Weber, DDS KK 2023, 'Bruxism Management' *In: Stat Pearls. Treasure Island (FL): StatPearls Publishing*, Vol. 8, no. 13, pp. 455-9.

35. Mandanas, MA and Bautista, KGE 'Clinical efficacy of chlorhexidine 0.12% spray versus chlorhexidine mouth rinse on plaque control and gingival health in healthy pediatric patients: a randomized controlled trial', Vol. 2, no. 15, pp. 3-5.

36. Nayak, UA, Loius, J, Sajeev, R e Peter J 2004, 'Band and loop space maintainer-made easy', *Journal of Indian Society of Pedodontics and Preventive Dentistry*, Vol. 22, no. 3, pp. 134-6.

37. Pediatric Dentistry Infancy through adolescence 4th edition by Pinkham, Casamassimo, Fields,Mctigue and Nowak

38. Proffit, WR, Fields, HW, Larson, B e Sarver, DM 2018, "*Contemporary Orthodontics*", pp 13-9.

39. Qudeimat MA, Fayle SA 1998, 'The longevity of space maintainers: a retrospective study' *Pediatric Dentistry*, vol. 20, pp. 267-72.

40. Ramfjord, SP e ASH, MM 1994, "Reflections on the Michigan oclusal splint", *Journal of Oral Rehabilitation*, vol. 5, no. 4, pp. 491-500.

41. Rani MS '*Textbook of orthodontics-Revised 3rd edition*'.

42. Richardson ER, Morais, JFD, Freitas, MRD, Freitas, KMSD, Janson, G and Castello Branco, N 2014, 'Postretention stability after orthodontic closure of maxillary interincisor diastemas', *Journal of Applied Oral Science*, vol. 22, pp. 409-15.

43. Rickard, GD, Richardson, RJ, Johnson, TM, McColl, DC e Hooper, L 2004, "Ozonoterapia para o tratamento de cáries dentárias" *Cochrane Database of Systematic Reviews*, Vol. 3, no. 8, pp. 7-8.

44. Ross, IF 1970, "Oclusão: Um conceito para o clínico", *European Journal of Orthodontics*, pp. 309-20.

45. Shah, SS, Nankar, MY, Bendgude, VD e Shetty, BR 2021, 'Terapia miofuncional orofacial no hábito de empurrar a língua: A

narrative review", *International Journal of Clinical Pediatric Dentistry*, Vol. 14, no. 2, pp. 291-5.

46. Sheats, RD, Schell, TG, Blanton, AO, Braga, PM, Demko, BG, Dort, LC, Farquhar, D, Katz, SG, Masse, JF, Rogers, RR e Scherr, SC 2017, 'Management of side effects of oral appliance therapy for sleep-disordered breathing', *Journal of Dental Sleep Medicine*, vol. 4, no. 4, pp. 111- 25.

47. Sidney B Finn *Clinical pedodontics-4th edition.*

48. Srivastava N, Grover J, Panthri P 2016, 'Space Maintenance with an Innovative Tube and Loop Space Maintainer (Nikhil Appliance)' *International Journal of Clinical Pediatric Dentistry*, Vol. 9, no. 1, pp. 86-9.

49. *Textbook of Orthodontics* 2nd edition by Gurkeerat Singh.

50. Textbook of Pediatric Dentistry 4th por Nikhil Marwah.

51. Thylstrup A, Rolling I 1975, "The life table method in clinical dental research", *Community Dentistry and Oral Epidemiology*, vol. 3, pp. 5-10.

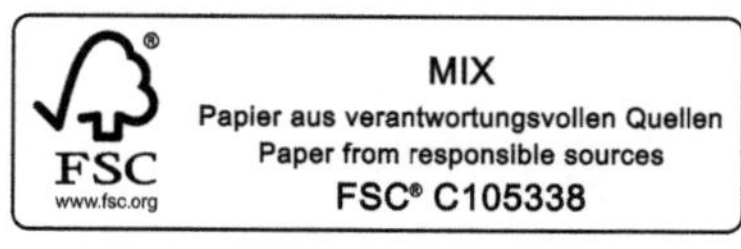

Printed by Books on Demand GmbH, Norderstedt / Germany